刘征　隋博文　主编

脉经

详解

U0747125

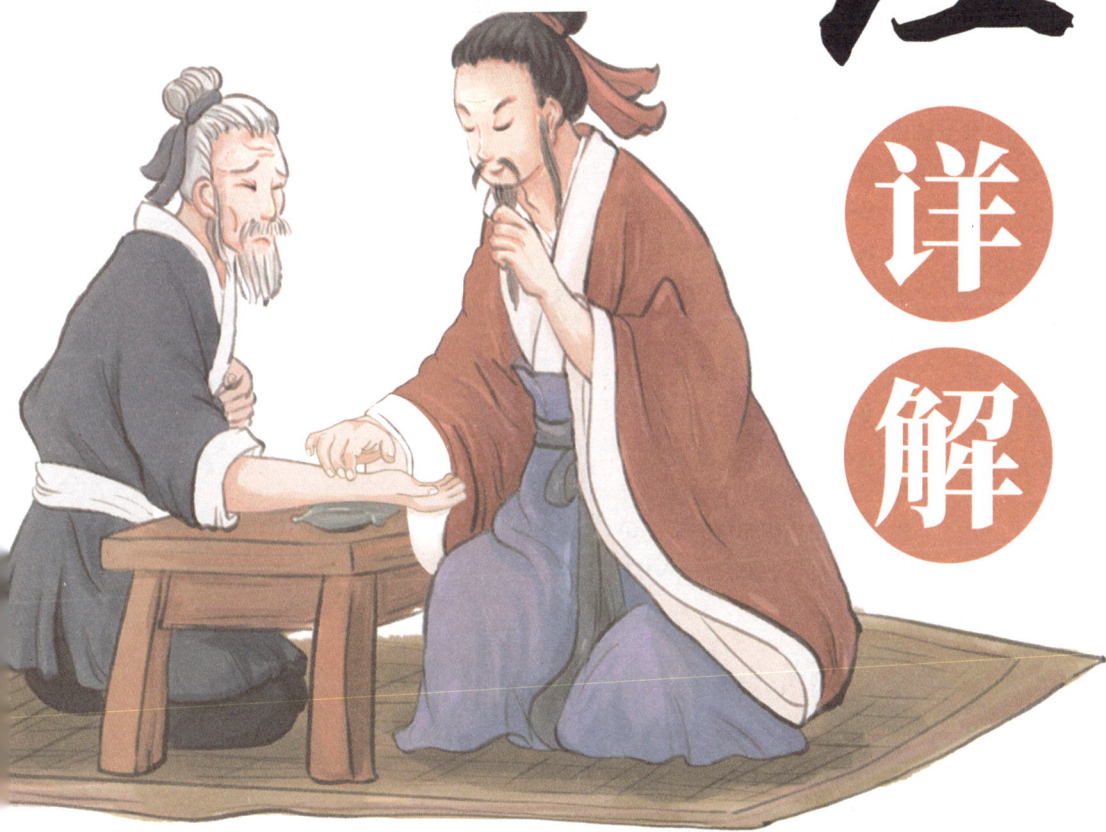

黑龙江科学技术出版社
HEILONGJIANG SCIENCE AND TECHNOLOGY PRESS

图书在版编目（ＣＩＰ）数据

《脉经》详解 / 刘征，隋博文主编 . -- 哈尔滨：
黑龙江科学技术出版社，2024. 12. -- ISBN 978-7-5719-
2640-3

Ⅰ . R241.11

中国国家版本馆 CIP 数据核字第 2024R5Z203 号

《脉经 》详解
《MAI JING 》XIANGJIE

刘　征　隋博文　主编

策划编辑 沈福威　吕玉萍
责任编辑 陈裕衡
封面设计 李东杰
出　　版 黑龙江科学技术出版社
地　　址 哈尔滨市南岗区公安街 70-2 号
邮　　编 150007
电　　话（0451）53642106
传　　真（0451）53642143
网　　址 www.lkcbs.cn
发　　行 全国新华书店
印　　刷 三河市南阳印刷有限公司
开　　本 670 mm×960 mm　1/16
印　　张 14
字　　数 160 千字
版　　次 2024 年 12 月第 1 版
印　　次 2024 年 12 月第 1 次印刷
书　　号 ISBN 978-7-5719-2640-3
定　　价 59.00 元

前　言

《脉经》由魏晋间王叔和撰，集晋以前脉学之大成，取《内经》《难经》及扁鹊、华佗、张仲景等有关脉诊的论述并分门别类，在阐明脉理基础之上紧密联系临床实际，是我国现存最早的脉学专著。

《脉经》全书共分为十卷。卷一论三部九候，寸口脉及二十四脉；卷二、三则以脉合脏腑经络，举其阴阳之虚实与形证之异同，并将其作为治疗依据；卷四以决四时与百病死生之分，并详论脉法；卷五论述扁鹊、华佗、张仲景之脉法及临床意义；卷六列述诸经病证；卷七至卷九讨论脉证治疗，其中卷七以伤寒及热病为主，卷八论述杂病脉证，卷九为妇产科及小儿病证；卷十论及奇经八脉与右侧上下肢诸脉。

《脉经》广泛收集了晋以前与诊脉方法、脉象之生理病理变化及脉诊之临床意义等方面相关的重要文献资料，并对古代医学文献中散载的三十余种脉名进行整理，归纳为浮、芤、洪、滑、数、促、弦、紧、沉、伏、革、实、微、涩、细、软、弱、虚、散、缓、迟、结、代、动二十四种脉象，并对每种脉象的具体形象与实际临床意义做了细致描述，从而奠定了祖国传统医学脉名种类及分类原则之基础，对推动后世中医脉象学的产生与发展起到了至关重要的作用。

目　录

卷　一

卷 十

卷 一

脉形状指下秘诀第一

原文

1. 浮脉，举之有余，按之不足。

2. 芤脉，浮大而软，按之中央空，两边实。

3. 滑脉，往来前却流利，展转替替然，与数相似。

4. 促脉，来去数，时一止复来。

5. 沉脉，举之不足，按之有余。

6. 革脉，有似沉伏，实大而长，微弦。

7. 实脉，大而长，微强，按之隐指愊愊然。

8. 涩脉，细而迟，往来难且散，或一止复来。

9. 细脉，小大于微，常有，但细耳。

10. 弱脉，极软而沉细，按之欲绝指下。

11. 虚脉，迟大而软，按之不足，隐指豁豁然空。

12. 动脉，见于关上，无头尾，大如豆，厥厥然动摇。

解析

1. 浮脉，轻取有余，重按不足。

2. 芤脉，浮大而软，按之中央空，两边实。

3. 滑脉，往来进退流利，持续不断，很像数脉。

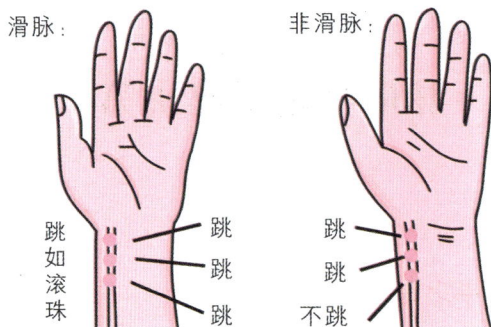

滑脉与非滑脉示意图

4. 促脉，来去很快，有时有歇止。

5. 沉脉，轻取不足，重按有余。

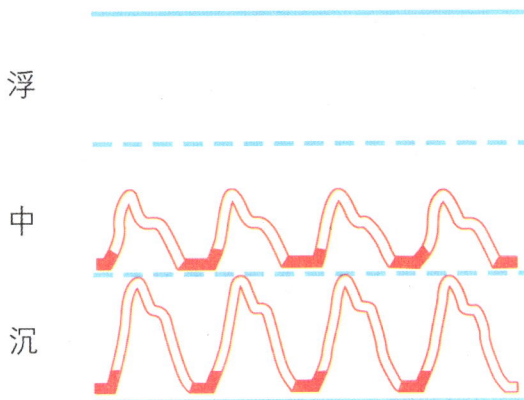

沉脉示意图

6. 革脉，很像沉伏脉，实大而长，稍弦。

7. 实脉，大而长，又微强，按之应指，坚实。

8. 涩脉，细小而迟，来去不流利而散，或一止又来。

9. 细脉，比微脉稍大，常可摸到，但很细。

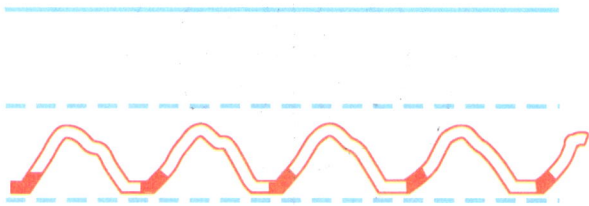

细脉示意图

10. 弱脉，极软而又沉细，按之好像要断绝的样子。

11. 虚脉，脉来迟缓，大而软，按之无力，应指有空虚感。

12. 动脉，见于关上，其形状无头无尾，如豆一样大，应指跳动而不移。

平脉早晏法第二

原文

黄帝问曰：夫诊脉常以平旦，何也？岐伯对曰：平旦者，阴气未动，阳气未散，饮食未进，经脉未盛，络脉调匀，气血未乱，故乃可诊，过此非也。切脉动静而视精明，察五色，观五脏有余不足，六腑强弱，形之盛衰，以此参伍，决死生之分。

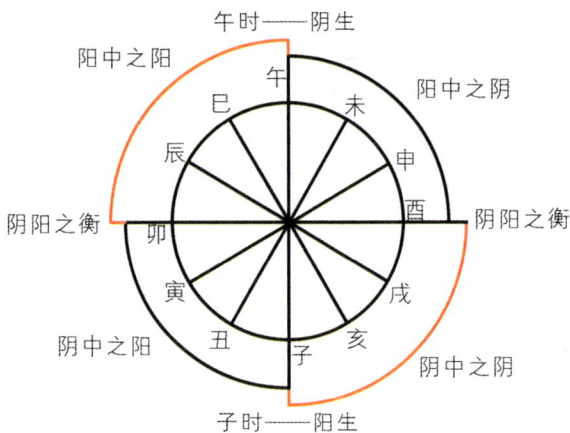

午时——阴生
阳中之阳
阳中之阴
阴阳之衡
阴阳之衡
阴中之阳
阴中之阴
子时——阳生

解 析

　　黄帝问：切脉多在清晨，这是为什么？岐伯答：清晨时人体中的阴气尚未扰动，阳气没有宣散，还没有进食，经脉尚未充盛，络脉调和，气血不乱，故可以诊有病之脉，过了清晨就不是时候了。脉的动静变化，要注意到目神与五色的表现，从而可以窥测五脏的有余与不足，六腑的强弱，形体的盛衰，以此相互参考，来判断疾病的生死。

分别三关境界脉候所主第三

原 文

　　从鱼际至高骨，却行一寸，其中名曰寸口。从寸至尺，名曰尺泽，故曰尺寸。寸后尺前名曰关，阳出阴入，以关为界。阳出三

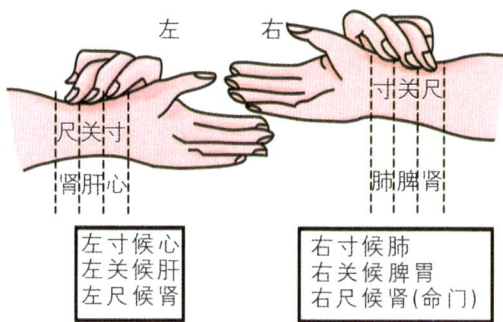

左寸候心
左关候肝
左尺候肾

右寸候肺
右关候脾胃
右尺候肾(命门)

分，阴入三分，故曰三阴三阳。阳生于尺动于寸，阴生于寸动于尺。寸主射上焦，出头及皮毛竟手。关主射中焦，腹及腰。尺主射下焦，少腹至足。

解析

由鱼际到高骨，退行一寸，叫寸口。由寸口到尺部，叫尺泽，所以名叫尺寸。寸后尺前，叫关，阳气出，阴气入，是以关为界。阳出三分，阴入三分，所以叫三阴三阳。阳气发生于尺部，搏动于寸口，阴气发生于寸口，而搏动于尺部。寸口主候上焦，出于头及皮毛到手为止。关部主候中焦，到腹及腰。尺部主候下焦，由少腹到足。

辨尺寸阴阳荣卫度数第四

原文

脉有尺寸，何谓也？

然：尺寸者，脉之大会要也。从关至尺是尺内，

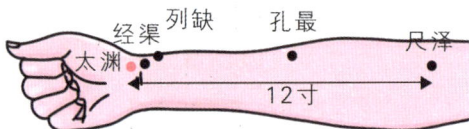

太渊穴示意图

阴之所治也；从关至鱼际是寸口内，阳之所治也。故分寸为尺，分尺为寸。故阴得尺内一寸，阳得寸内九分，尺寸终始一寸九分，故曰尺寸也。

解析

脉有尺和寸之分，这是怎么讲呢？答：尺和寸是经脉大汇聚的地方。从关到尺泽，是尺的范围，属阴气所管理；从关到鱼际是寸口的范围，属阳气所管理。所以分开关部以上的一寸，向下就是尺部；分开关部以下的一尺，向上就是寸部。实际上阴只取尺内的一寸，阳只取寸内的九分，尺和寸的起止，共长一寸九分，所以叫尺寸。

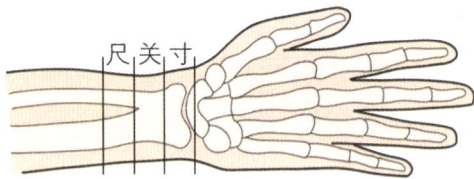

寸口示意图

平脉视人大小长短男女逆顺法第五

原文

凡诊脉，当视其人大小、长短及性气缓急。脉之迟速、大小、长短皆如其人形性者，则吉；反之者，则为逆也。脉三部大都欲等，只如小人、细人、妇人、脉小软；小儿四五岁，脉呼吸八至，细数者，吉。

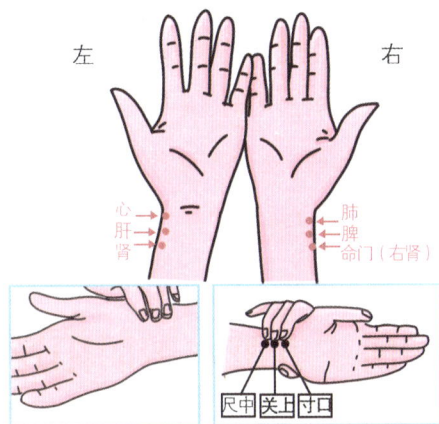

左　　　　　　右

心　　　　　　肺
肝　　　　　　脾
肾　　　　　　命门（右肾）

尺中 关上 寸口

诊脉示意图

解析

大凡切脉的时候，应观察病人的体形胖、瘦、高、矮，以及性情缓急。再参考脉的迟、速、大、小、长、短，脉象和其人体形、性情相符的，就是顺象；否则就是逆象了。脉的寸关尺三部，一般要求相等。像小孩、瘦小的人、妇人，脉是小而软的；小孩四五岁时候的脉，一呼一吸共跳动八次，细数的是正常的。

持脉轻重法第六

原文

脉有轻重，何谓也？然：初持脉如三菽之重，与皮毛相得者，肺部也。如六菽之重，与血脉相得者，心部也。如九菽之重，与肌肉相得者，脾部也。

解析

切脉指法有轻有重，是怎么回事呢？答：刚切脉的时候，像有三粒大豆的重量，轻按触到皮毛的，是肺气运行的部位。像有六粒大豆的重量，按之触到血脉的，是心气运行的部位。像有九粒大豆的重量，按之触到肌肉的，是脾气运行的部位。

两手六脉所主五脏六腑阴阳逆顺第七

原文

《脉法赞》云：肝心出左，脾肺出右，肾与命门，俱出尺部。魂魄谷神，皆见寸口。左主司官，右主司府。左大顺男，右大顺女。关前一分，人命之主。左为人迎，右为气口。神门决断，两在关后。人无二脉，病死不愈。诸经损减，各随其部。察按阴阳，谁与先后。阴病治官，阳病治府。奇邪所舍，如何捕取？审而知者，针入病愈。

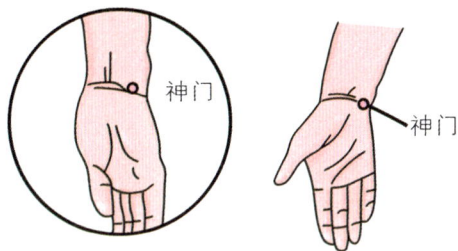

神门穴示意图

> **解析**

　　《脉法赞》说：肝脉和心脉是出于左手关部和寸部，脾脉和肺脉是出于右手关部和寸部，肾脉和命门脉分别出现在左右手的尺部。魂、魄、谷、神的病态，都可从寸口的寸、关等部诊察出来。左脉主管火、木、水，是官，主持我克的脏气；右脉主管金、土、相火，是府，主持被克的脏气。男以左脉大为顺，女以右脉大为顺。关部前面一分处，是人的性命所主。左寸叫人迎，右寸叫气口。神门脉在诊断上很重要，两者都在关后的两尺部，病人无两尺脉，则病死不愈。诸经受了病，一定有所损减，各随其所属部分而出现症状和相应脉象。必须察按属三阴经病或三阳经病，而定先治或后治。如果是三阴病，要先治官；如果是三阳病，要先治府。病邪所侵的部位，怎样去搜索？只要审察明确，就能针到病愈。

辨脏腑病脉阴阳大法第八

原文

1. 脉何以知脏腑之病也？然：数者腑也，迟者脏也。数即有热，迟即生寒。诸阳为热，诸阴为寒。故别知脏腑之病也。

2. 脉来浮大者，此为肺脉也。脉来沉滑，如石，肾脉也。脉来如弓弦者，肝脉也。脉来疾去迟，心脉也。脉来当见而不见为病。病有深浅，但当知如何受邪。

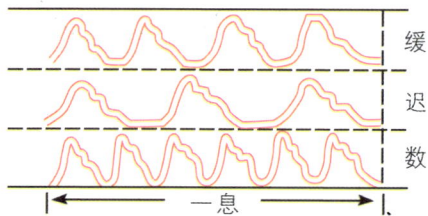

缓、迟、数脉示意图

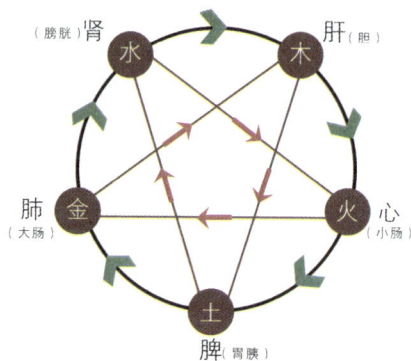

肾、肝、肺、心、脾示意图

解析

1. 切脉怎么会知道脏腑的疾病呢？答：数脉属腑，迟脉属脏。数脉为热证，迟脉为寒证。诸种阳脉属热，诸种阴脉属寒。所以从脉象上可以辨别脏腑的疾病。

2. 脉来浮大的，是肺脉。脉来沉滑又坚硬像石头的，是肾脉。脉来像弓弦一样的，是肝脉。脉来快而去慢的，是心脉。脉当现而不现，是病脉。病有深浅，但重要的在于知道怎样受邪而发病。

辨脉阴阳大法第九

原文

凡脉大为阳，浮为阳，数为阳，动为阳，长为阳，滑为阳；沉为阴，涩为阴，弱为阴，弦为阴，短为阴，微为阴，是为三阴三阳也。阳病见阴脉者，反也，主死；阴病见阳脉者，顺也，主生。关前为阳，关后为阴。阳数则吐血，阴微则下利；阳弦则头痛，阴弦则腹痛；阳微则发汗，阴微则自下；阳数口生疮，阴数加微必恶寒而烦挠不得眠也。阴附阳则狂，阳附阴则癫。得阳属腑，得阴属脏。无阳则厥，无阴则呕。阳微则不能呼，阴微则不能吸，呼吸不足，胸中短气。依此阴阳以察病也。

解析

凡脉大属阳，浮属阳，数属阳，动属阳，长属阳，滑属阳；沉属阴，涩属阴，弱属阴，弦属阴，短属阴，微属阴。这是三阴三阳。阳病

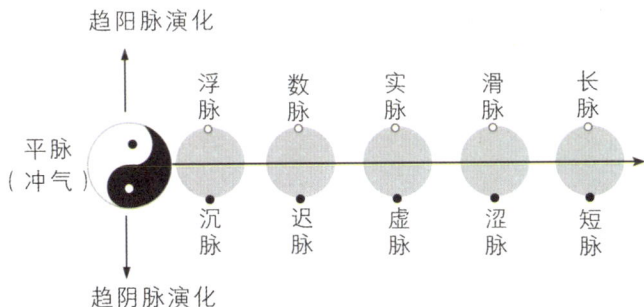

中医脉象发生同构律示意图

而见阴脉，这是反常的，主死。阴病而见阳脉，这是顺的，主生。关前属阳部，关后属阴部。阳部见数脉就会吐血，阴部见微脉就会下利，阳部见弦脉就会头痛，阴部见弦脉就会腹痛，阳部见微脉就会发汗，阴部见微脉就会自下利，阳部见数脉就会口生疮，阴部见数而微的脉，一定是恶寒而烦扰不得睡眠。阴附于阳就会出现发狂，阳附于阴就会出现发癫。得阳脉属腑，得阴脉属脏。无阳就厥逆，无阴就呕吐。阳部脉微就不能呼气，阴部脉微就不能吸气，呼气或吸气的不足，致胸中短气，诊察病情全凭此阴阳脉的变化。

平虚实第十

原文

人有三虚三实，何谓也？然：有脉之虚实，有病之虚实，有诊之虚实。脉之虚实者，脉来软者为虚，牢者为实。病之虚实者，出者为虚，入者为实；言者为虚，不言者为实；缓者为虚，急者为实。诊之虚实者，痒者为虚，痛者为实；外痛内快为外实内虚，内痛外快为内实外虚。故曰虚实也。

解析

人病有三虚三实，怎么讲呢？答：有脉象的虚实，有病症的虚实，有证候的虚实。所谓脉象的虚实，脉来濡软的属虚，坚牢有力的属实。所谓病症的虚实，从内出外的属虚，从外入内的属实；多言的属虚，不言的属实；疾病过程缓慢的多属虚，急骤的多属实。证候的虚实，发痒的多虚，疼痛的多实。用手按患处，浅层痛而深层反舒服，是外实内虚，如深层痛而浅层反舒服，是内实外虚。所以说疾病是有虚有实的。

从横逆顺伏匿脉第十一

原文

问曰：脉有相乘，有从有横，有逆有顺，何谓也？师曰：水行乘火，金行乘木，名曰从。火行乘水，木行乘金，名曰横。水行乘金，火行乘木，名曰逆。金行乘水，木行乘火，名曰顺。

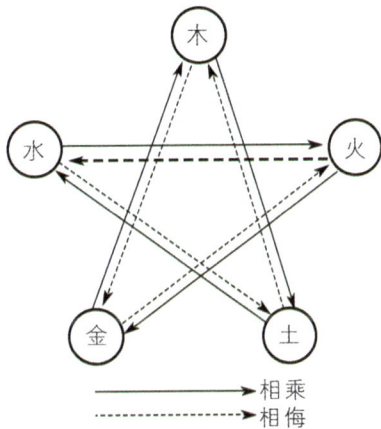

五行乘侮规律示意图

解析

问：脉有互相乘袭克贼的，有纵、有横、有逆、有顺，是怎么讲呢？师答：水克火，金克木，能放任其气，克其所胜，叫纵。火克水，木克金，是横行无忌，反克其所不胜，叫横。水克金，火克木，是子克母，叫逆。金克水，木克火，是母克子，叫顺。

辨灾怪恐怖杂脉第十二

原文

1.问曰：脉有残贼，何谓？师曰：脉有弦，有紧，有涩，有滑，有浮，有沉，此六脉为残贼，能与诸经作病。

2.问曰：尝为人所难，紧脉何所从而来？师曰：假令亡汗，若吐，肺中寒，故令紧。假令咳者，坐饮冷水，故令紧。假令下利者，以胃中虚冷，故令紧也。

3.问曰：翕奄沉名曰滑，何谓？师曰：沉为纯阴，翕为正阳，阴阳和合，故脉滑也。

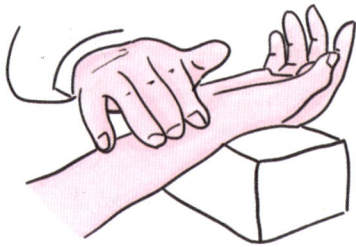

把脉示意图

解析

1.问：脉有伤残贼害，怎么讲呢？师答：脉象有弦，有紧，有涩，有滑，有浮，有沉，这六种是伤残贼害的脉，可以使诸经发生病害。

2.问：曾被人诘问，紧脉是从哪里来的？师答：假如出现大汗或呕吐，肺部受寒，所以脉紧。假如咳嗽，因喝冷水，所以脉紧。假如腹泻，因为胃中虚冷，所以脉紧。

3. 问：脉体聚而忽然沉，叫滑脉，怎么讲呢？师答：脉体沉属纯阴，脉体聚属正阳，阴阳中和，所以脉象流利而变滑。

迟疾短长杂脉第十三

原文

黄帝问曰：余闻胃气、手少阳三焦、四时五行脉法。夫人言脉有三阴三阳，知病存亡，脉外以知内，尺寸大小，愿闻之。岐伯曰：寸口之中，外别浮沉、前后、左右、虚实、死生之要，皆见寸口之中。脉从前来者为实邪，从后来者为虚邪，从所不胜来者为贼邪，从所胜来者为微邪，自病（一作得）者为正邪。外结者病痈肿，内结者病疝瘕也。间来而急者，病正在心，癥气也。脉来疾者，为风也；脉来滑者，为病食也；脉来滑躁者，病有热也；脉来涩者，为病寒湿也。脉逆顺之道，不与众谋。

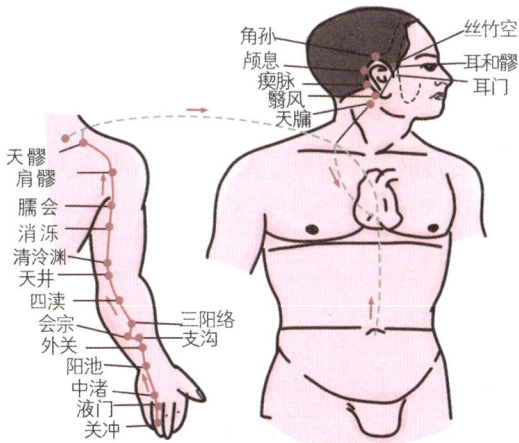

手少阳三焦经示意图

解析

黄帝问：我听说胃气、手少阳三焦经、四时五行的脉法。先生说脉有三阴三阳，可以了解病人的存亡，由外按脉可以知道体内情况，及其尺寸部位的大小，希望听一听。岐伯说：寸口中间，分别浮和沉、前和后、左和右、证的虚实、病的死生，其关键都见于寸口之中。凡脉从关前来的为实邪，从关后来的为虚邪，由所不能克制而来的是贼邪，由所能克制而来的为微邪，自己得病的为正邪。脉浮而结的，患痛肿病；脉沉而结的，患疝瘕病；脉来中间急的，病邪正在心上，患的症状属气的病；脉来疾急的，患风病；脉来滑利的，患食积病；脉来滑躁的，患有热病；脉来涩的，患寒湿病。脉的逆顺道理，不必同一般人研讨。

平人得病所起脉第十四

原文

何以知春得病？无肝脉也。无心脉，夏得病。无肺脉，秋得病。无肾脉，冬得病。无脾脉，四季之月得病。

解析

春天得病怎么能知道呢？因为没有出现肝脉。没有出现心脉，夏天得病。没有出现肺脉，秋天得病。没有出现肾脉，冬天得病。没有出现脾脉，在四时的末月得病。

诊病将差难已脉第十五

原文

1. 问曰：假令病人欲差，脉而知愈，何以别之？师曰：寸关尺，大小、迟疾、浮沉同等，虽有寒热不解者，此脉阴阳为平复，当自愈。

2. 人病，其寸口之脉与人迎之脉，大小及浮沉等者，病难已。

解析

1. 问：假使病人的病快要好了，怎样从脉象上知道病快要好呢？师说：寸部、关部、尺部，出现大、小，迟、疾，浮、沉六种脉象，如果是同等的，虽然有寒热还没消除，这是阴脉阳脉都平复，当自己向愈。

2. 人生病的时候，人迎候阳，寸口候阴，寸口与人迎的脉大、小及浮、沉均相等，这是反常现象，病难治疗。

卷 二

平三关阴阳二十四气脉第一

原文

1. 左手关前寸口阳绝者，无小肠脉也。苦脐痹，小腹中有疝瘕，王月即冷上抢心。刺手心主经，治阴。心主在掌后横理中（即大陵穴也）。

2. 左手关前寸口阳实者，小肠实也。苦心下急痹（一作急痛），小肠有热，小便赤黄。刺手太阳经，治阳（一作手少阳者，非）。太阳在手小指外侧本节陷中（即后溪穴也）。

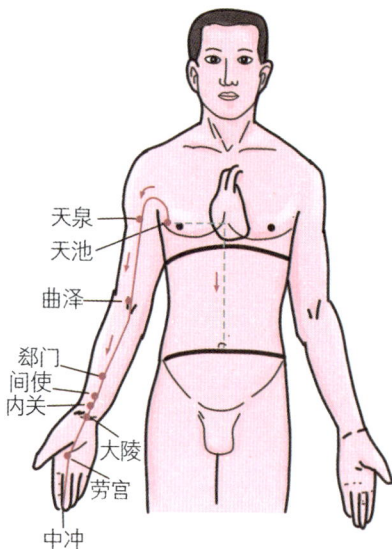

3. 左手关前寸口阴绝者，无心脉也。苦心下毒痛，掌中热，时时善呕，口中伤烂。刺手太阳经，治阳。

4. 左手关前寸口阴实者，心实也。苦心下有水气，忧恚

天泉
天池
曲泽
郄门
间使
内关
大陵
劳宫
中冲

手厥阴心包经（戌时 19—21 时）

发之。刺手心主经，治阴。

5. 左手关上阳绝者，无胆脉也。苦膝疼，口中苦，眯目善畏，如见鬼状，多惊，少力。刺足厥阴经，治阴。在足大指间（即行间穴也），或刺三毛中。

6. 左手关上阳实者，胆实也。苦腹中实不安，身躯习习也。刺足少阳经，治阳，在足上第二指本节后一寸（第二指当云小指次指即临泣穴也）。

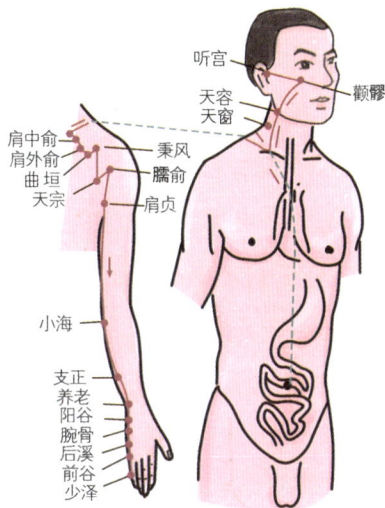

听宫
天容
天窗
颧髎
肩中俞
肩外俞
曲垣
天宗
秉风
臑俞
肩贞
小海
支正
养老
阳谷
腕骨
后溪
前谷
少泽

手太阳小肠经（未时 13—15 时）

解析

1. 左手关前寸口，浮取不应，是无小肠脉。患病为脐部痹痛，少腹有癥瘕，当季节适合病情发展的时候，就有冷气上冲到心部。针刺手厥阴心包经，治阴经为主。心包经穴在手掌后面横纹中。

2. 左手关前寸口，浮取脉实，是小肠有实邪。患病为心下急痹，小肠有热，小便赤黄。针刺手太阳小肠经，治阳经为主。太阳经穴在手小指外侧本节四陷中。

3. 左手关前寸口，沉取不应，是无心脉。患病为心下剧痛，手掌中热，时常出现呕吐，口腔溃烂。针刺手太阳小肠经，治阳经为主。

4. 左手关前寸口，沉取脉实，是心有实邪。患病为心下有水气，在忧愁愤怒的时候，病就发作。针刺手厥阴心包经，治阴经为主。

5. 左手关部，浮取不应，是无胆脉。患病为膝部疼痛，口苦，眼睛视物不清，没有原因而感恐惧，好像见着鬼一样，心易惊，身体乏力。针刺足厥阴肝经，治阴经为主。穴位在足大趾与次趾之间，或针刺足大趾爪甲后三毛中。

6. 左手关部，浮取脉实，是胆有实邪。患病为腹部胀痛不安，肢体善动。针刺足少阳胆经，治阳经为主。穴位在足第四趾和小趾之间，本节后一寸处。

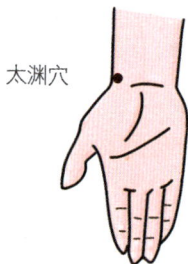

太渊穴

太渊穴示意图

原文

1. 右手关前寸口阳绝者，无大肠脉也。苦少气，心下有水气，立秋节即咳。刺手太阴经，治阴。在鱼际间（即太渊穴也）。

2. 右手关前寸口阳实者，大肠实也。苦肠中切痛，如锥刀所刺，无休息时，刺手阳明经，治阳。在手腕中（即阳溪穴也）。

3. 右手关前寸口阴绝者，无肺脉也。苦短气咳逆，喉中塞，噫逆，刺手阳明经，治阳。

4. 右手关前寸口阴实者，肺实也。苦少气，胸中满，彭彭与肩相引，刺手太阴经，治阴。

5. 右手关上阳绝者，无胃脉也。

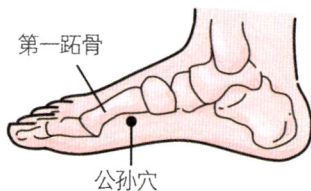

第一跖骨

公孙穴

公孙穴示意图

苦吞酸，头痛，胃中有冷。刺足太阴经，治阴。在足大指本节后一寸（即公孙穴也）。

6. 右手关上阳实者，胃实也。苦肠中伏伏（一作愊愊），不思饮食，得食不能消。刺足阳明经，治阳。在足上动脉（即冲阳穴也）。

解析

1. 右手关前寸口，浮取不应，是无大肠脉。患病气息短少，心下有水气，到立秋时分就发生咳嗽。针刺手太阴肺经，治阴经为主。在鱼际间。

2. 右手关前寸口，浮取脉实，是大肠有实邪。患病肠中剧痛，像锥刀刺一样，没有停歇。针刺手阳明大肠经，主治阳经。穴位在手腕中。

3. 右手关前寸口，沉取不应，是无肺脉。患病呼吸短促，咳嗽气逆，喉中阻塞，嗳气呃逆。针刺手阳明大肠经，治阳经为主。

4. 右手关前寸口，沉取脉实，是肺有实邪。患病气息短少，胸中胀满，膨胀牵引到肩部。针刺手太阴肺经，治阴经为主。

5. 右手关部，浮取不应，是无胃脉。患病泛酸，头痛，胃中有冷。针刺足太阴脾经，治阴经为主。穴位在足大趾本节后。

6. 右手关部，浮取脉实，是胃有实邪。患病肠中阻滞，不想吃，吃了也不能消化。针刺足阳明胃经，治阳经为主。穴位在足上动脉应手处。

平人迎神门气口前后脉第二

原文

心 实

左手寸口人迎以前脉阴实者，手厥阴经也。病苦闭，大便不利，腹满，四肢重，身热，苦胃胀。刺三里。

心 虚

左手寸口人迎以前脉阴虚者，手厥阴经也。病苦悸恐，不乐，心腹痛，难以言，心如寒，状怳惚。

小肠实

左手寸口人迎以前脉阳实者，手太阳经也。病苦身热，热来去，汗出（一作汗不出）而烦，心中满，身重，口中生疮。

小肠虚

左手寸口人迎以前脉阳虚者，手太阳经也。病苦颅际偏头痛，耳颊痛。

心小肠俱实

左手寸口人迎以前脉阴阳俱实者，手少阴与太阳经俱实也。病苦头痛，身热，大便难，心腹烦满，不得卧，以胃气不转，水谷实也。

心小肠俱虚

左手寸口人迎以前脉阴阳俱虚者，手少阴与太阳经俱虚也。病苦洞泄，苦寒，少气，四肢寒，肠澼。

解析

心实

左手寸口人迎以前，沉取脉实，属手厥阴经。患病闭塞不通，大便不畅，腹胀满，四肢沉重，身热，胃胀，应针刺三里穴。

心虚

左手寸口人迎以前，沉取脉虚，属手厥阴经。患病惊悸恐惧，不乐，心腹疼痛，难以说出症状，心寒，精神恍惚不定。

小肠实

左手寸口人迎以前，浮取脉实，属手太阳经。患病身热往来，汗出而烦，心中满闷，身重，口内生疮。

小肠虚

左手寸口人迎以前，浮取脉虚，属手太阳经。患病偏头痛，耳颊部痛。

心小肠俱实

左手寸口人迎以前，沉取浮取脉俱实，属手少阴经和手太阳经

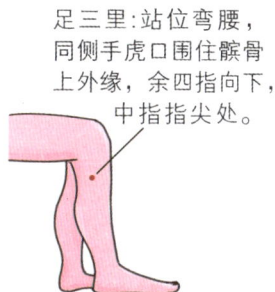

足三里：站位弯腰，同侧手虎口围住髌骨上外缘，余四指向下，中指指尖处。

足三里穴示意图

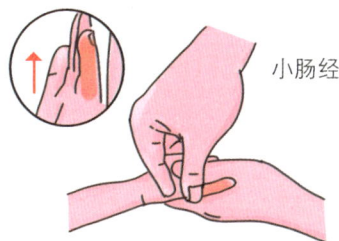

小肠经

小肠经示意图

俱实证。病患头痛，身热，大便难解，心烦腹满，不得安卧。这是因为胃气失运，水谷停滞。

心小肠俱虚

左手寸口人迎以前，沉取浮取俱见虚脉，属手少阴经和手太阳经俱虚证。病见洞泄，怕冷，气短，四肢厥冷，痢疾。

平三关病候并治宜第三

原文

1. 寸口脉浮，中风，发热，头痛，宜服桂枝汤、葛根汤，针风池、风府，向火灸身，摩治风膏，覆令汗出。

2. 寸口脉紧，苦头痛，骨肉痛，是伤寒。宜服麻黄汤发汗，针眉冲、颞颥，摩治伤寒膏。

3. 寸口脉微，苦寒，为衄，宜服五味子汤，摩茱萸膏，令汗出。

4. 寸口脉数，即为吐。以有热在胃脘，熏胸中。宜服药吐之，及针胃脘，服除热汤。若是伤寒七八日至十日，热在中，烦满渴者，宜服知母汤。

5. 寸口脉缓，皮肤不仁，风寒在肌肉，宜服防风汤，以药薄熨之，摩以风膏，灸诸治风穴。

6. 寸口脉滑，阳实，胸中壅满，吐逆，宜服前胡汤，针太阳、巨阙，泻之。

7.寸口脉弦，心下愊愊，微头痛，心下有水气，宜服甘遂丸，针期门，泻之。

8.寸口脉涩，是胃气不足。宜服干地黄汤，自养，调和饮食，针三里，补之（三里一作胃管）。

9.寸口脉濡，阳气弱，自汗出，是虚损病。宜服干地黄汤、薯蓣丸、内补散、牡蛎散并粉，针太冲，补之。

解析

1.寸口脉浮，太阳中风，发热头痛。当服桂枝汤或葛根汤，针刺风池、风府，并用火灸其身，以风膏摩擦身上，加盖衣被，使其汗出。

2.寸口脉紧，病患头痛，骨肉疼痛，是伤寒病。当服麻黄汤发汗，针刺眉冲、颞颥，并用伤寒膏摩擦身上。

3.寸口脉微，病人发冷，鼻衄。当服五味子汤，摩擦茱萸膏，使其汗出。

4.寸口脉微，很快见到呕吐，是因为胃脘有热，上熏胸中。当服药催吐，并针刺胃脘，内服除热汤。假如伤寒病已经七八天到十天，热在里，见心烦、脘满、口渴的，当服知母汤。

5.寸口脉缓，皮肤麻木不知痛痒，是风寒在肌肉，当服防风汤，以药稍稍熨贴，摩擦风膏，选择治风穴施行灸术。

6.寸口脉滑，属阳实，胸中壅塞满闷，呕吐上逆，当服前胡汤，针刺太阳、巨阙，用泻法。

7.寸口脉弦，心下郁闷不舒，微头痛心下有水气，当服甘遂丸，针刺期门穴，用泻法。

卷
二

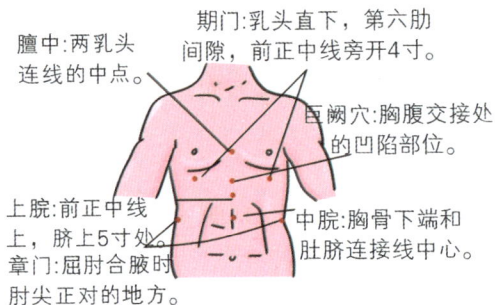

膻中:两乳头连线的中点。

期门:乳头直下,第六肋间隙,前正中线旁开4寸。

巨阙穴:胸腹交接处的凹陷部位。

上脘:前正中线上,脐上5寸处。

章门:屈肘合腋时肘尖正对的地方。

中脘:胸骨下端和肚脐连接线中心。

8.寸口脉涩,是胃气不足。当服干地黄汤,自行静养,调理饮食,针刺三里穴,用补法。

9.寸口脉濡,属阳气弱,自汗出,是虚损病。当服干地黄汤或薯蓣丸,或内补散,或牡蛎散并粉,针刺太冲穴,用补法。

平奇经八脉病第四

原文

　　奇经八脉者,既不拘于十二经,皆何起何系也? 然:阳维者起于诸阳之会,阴维者起于诸阴之交。阳维、阴维者,维络于身,溢蓄不能环流溉灌诸经者也。阳跷者,起于跟中,循外踝而上行,入风池。阴跷者,亦起于跟中,循内踝而上行,至咽喉,交贯冲脉。冲脉者,起于关元,循腹里直上,至咽喉中(一云:冲脉者,起于气冲,并阳明之经,夹脐上行,至胸中而散也)。督脉者,起于下极之输,并于脊里,循背上,至风府。冲脉者,阴脉之海也;督脉者,阳脉之海也。任脉者,起于胞门子户,夹脐上行,至胸中

（一云：任脉者，起于中极之下，以上毛际，循腹里，上关元，至喉咽）。带脉者，起于季肋，回身一周。此八者，皆不系于十二经，故曰奇经八脉者也。

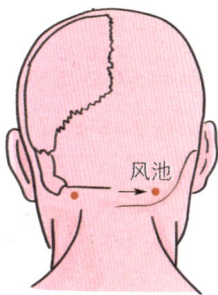

风池穴示意图

解析

又问：奇经八脉，既然不拘束于十二经脉之内，那么它起于何处？答：阳维脉起始于诸阳经交会的地方，阴维脉是起始于诸阴经交叉的地方。所谓阳维脉、阴维脉，是联络周身的阴阳各脉，将溢满而不能沿正经流行而灌溉的气血蓄积起来。阳跷脉起于足跟中间，沿着足外踝向大腿外侧上行，入风池穴。阴跷脉也是从足跟中间开始，沿着足内踝向大腿内侧上行至咽喉部，交会贯通着冲脉。冲脉从关元穴开始，沿着腹中直上到咽喉中间。督脉是从躯干最下部的会阴开始，合并在脊柱里面，沿着背部上行到风府穴。冲脉为阴脉的总

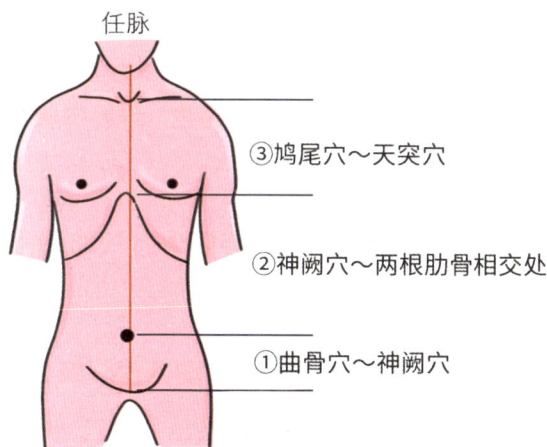

任脉

③鸠尾穴～天突穴

②神阙穴～两根肋骨相交处

①曲骨穴～神阙穴

任脉示意图

汇。督脉为阳脉的总汇。任脉是从胞门、子户穴开始，夹脐部两侧，向上而行，到达胸中。带脉是从季肋部开始，环绕腰部一周。这八种脉，都不维系于十二经脉之内，所以叫奇经八脉。

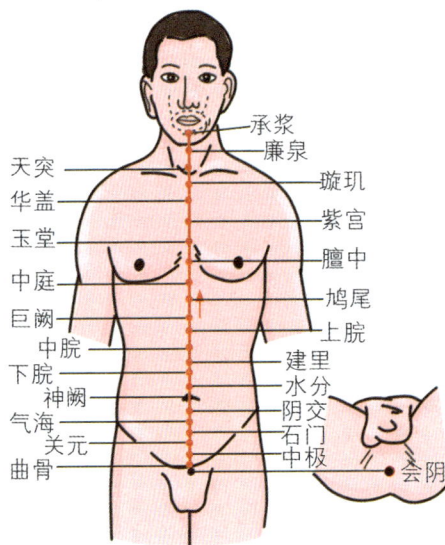

原文

1. 尺寸俱浮，直上直下，此为督脉。腰背强痛，不得俯仰，大人癫病，小儿风痫疾。

2. 脉来中央浮，直上下痛者，督脉也。动苦腰背膝寒，大人癫，小儿痫也。灸顶上三丸。正当顶上。

3. 尺寸脉俱牢（一作芤），直上直下，此为冲脉。胸中有寒疝也。

4. 脉来中央坚实，径至关者，冲脉也。动苦少腹痛，上抢心，有瘕疝，绝孕，遗矢溺，胁支满烦也。

5. 横寸口边丸丸，此为任脉。若腹中有气如指，上抢心，不得俯仰，拘急。

6. 脉来紧细实长至关者，任脉也。动苦少腹绕脐，下引横骨，阴中切痛，取脐下三寸。

解 析

1. 脉尺部寸部直上直下都是浮的,这是督脉为病。症见腰背部强直疼痛,不能俯仰,在成人则患癫疾,在小儿则患风痫。

2. 脉来时中央浮,直上下痛的,是督脉为病。症见腰背膝部寒冷,成人为癫病,小儿为痫病。灸顶上三壮。

3. 尺部寸部脉直上直下均为坚牢,这是冲脉为病,症见胸中有寒疝。

4. 脉来中央坚实,直达关部,是冲脉为病。症见少腹痛,上逆撞心,有瘕疝,女子不孕,二便失禁,胁下胀满烦闷。

5. 脉横着寸口边,状如珠丸,是任脉为病。症见腹中有气充斥,上逆撞心,不能俯仰,拘急不舒。

6. 脉来紧细且实长至关部,是任脉为病。症见少腹部疼痛,绕脐下并牵引至横骨,阴中剧痛。取穴在脐下三寸。

卷 三

肝胆部第一

原文

　　肝象木（肝于五行象木），与胆合为腑（胆为清净之腑）。其经足厥阴（厥阴肝脉），与足少阳为表里（少阳，胆脉也，脏阴腑阳，故为表里）。其脉弦（弦，肝脉之大形也）。其相冬三月（冬水王木相），王春三月，废夏三月（夏火王木废），囚季夏六月（季夏土王木囚），死秋三月（秋金王木死）。其王日，甲乙，王时平旦、日出（并木也）。其困日戊己，困时食时、日昳（并土也）。其死日庚辛，死时晡时、日入（并金也）。其神魂（肝之所藏者魂），其主色，其养筋（肝气所养者筋），其候目（肝候出目，故肝实则目赤），其声呼，其色青，其臭臊（《月令》云：其臭膻）。

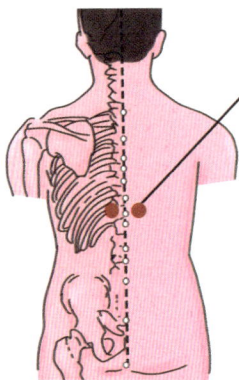

胆俞
位于背部，当第10胸椎棘突下，旁开1.5寸。

胆俞穴示意图

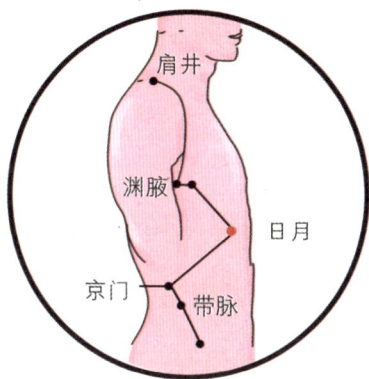

日月穴示意图

其液泣（泣出肝），其味酸，其宜苦（苦，火味也），其恶辛（辛，金味）。肝俞在背第九椎，募在期门（直两乳下二肋端）；胆俞在背第十椎，募在日月（穴在期门下五分）。

解析

　　肝脏在五行中象木，与胆腑相配。其经脉为足厥阴经，与足少阳经相为表里。其脉弦，得助于冬三月，旺盛于春三月，衰废于夏三月，囚闭于季夏六月，死于秋三月。其旺日为甲乙；旺时为卯时，其困日为戊己，困时为辰时、未时。其死日为庚辛；死时为申时、酉时。肝藏魂。其主色，其养筋，其候目。其声在呼。其色主青。其臭为腥膻。其液为泣。其味主酸。其喜苦、恶辛。肝俞穴在背上第九椎（椎下左右旁开各一寸半），募穴在两乳下二肋端的期门穴，胆俞穴在背上第十椎（椎下左右旁开各一寸半），其募穴在期门下至五分的日月穴。

心小肠部第二

原文

1. 心象火，与小肠合为腑（小肠为受盛之腑也）。其经手少阴（手少阴心脉也），与手太阳为表里（手太阳小肠脉也）。其脉洪（洪，心脉之大形）。其相春三月（木王火相），王夏三月，废季夏六月，囚秋三月（金王为囚），死冬三月（水王火死）。其王日丙丁，王时禺中、日中；其囚日庚辛，囚时晡时、日入，其死日壬癸，死时人定、夜半。其藏神（心之所藏者神也），其主臭，其养血（心气所养者血），其候舌，其声言（言由心出，故主言），其色赤，其臭焦，其液汗，其味苦，其宜甘（甘，脾味也），其恶咸（咸，肾味也）。心俞在背第五椎（或云第七椎），募在巨阙（在心下一寸），小肠俞在背第十八椎，募在关元（脐下三寸）。

2. 上新撰。

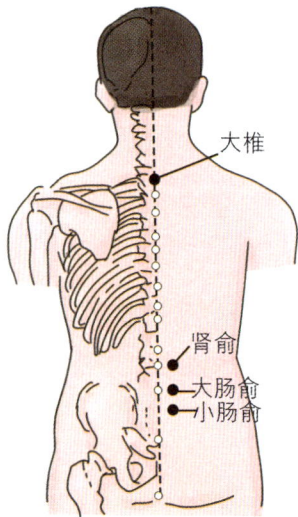

大椎

肾俞

大肠俞
小肠俞

解析

1. 心在五行中象火，与小肠腑相配。其经脉为手少阴，与手太阳相为表里。其脉洪大，得助于春三月；旺于夏三月；衰废于季夏六月；囚闭于秋三月；死于冬三月。旺日为丙丁；旺时为巳时、午时。困日为庚辛；困时为申时、酉时。死日为壬癸日；死时为亥时、子时。心藏神，其主臭。其养血。其候舌。在声为言。在色为赤。在臭为焦。在液为汗。在味为苦。其在味喜甘恶咸。心俞穴在背上第五椎（椎下左右旁开各一寸半），募穴在心下一寸的巨阙穴。小肠俞穴在背上第十八椎（椎下左右旁开各一寸半），募穴在脐下三寸的关元穴。

2. 以上是新撰之文。

脾胃部第三

原文

1. 黄帝曰：四时之序，逆顺之变异也，然脾脉独何主？岐伯曰：脾者，土也，孤脏以灌四傍者也。曰：然则脾善恶可得见乎？曰：善者不可得见，恶者可见。曰：恶者何如？曰：其来如水之流者，此谓太过，病在外；如鸟之喙，此谓不及，病在中。太过，则令人四肢沉重不举；其不及，则令人九窍壅塞不通，名曰重强。

2. 脾脉来而和柔相离，如鸡足践地，曰平。长夏以胃气为本。脾脉来实而盈数，如鸡举足，曰脾病。脾脉来坚兑，如鸟之喙，如鸟之距，如屋之漏，如水之溜，曰脾死。

3. 真脾脉至，弱而乍疏乍散（一作数），色青黄不泽，毛折，乃死。

4. 长夏胃微濡弱, 曰平。弱多胃少, 曰脾病; 但代无胃, 曰死。濡弱有石, 曰冬病; 石甚, 曰今病。

5. 脾藏荣, 荣舍意, 愁忧不解则伤意, 意伤则闷乱, 四肢不举, 毛悴色夭, 死于春。

解析

1.黄帝问: 春夏秋冬的四时次序, 有着顺逆的演变。然而脾脉单独主什么呢? 岐伯说: 脾属土, 为单独一脏以灌溉四脏。问: 脾脏的正常与异常可以见到吗? 说: 正常的不能见到, 有病的是可以见到的。问: 有病的脾脉是怎样的? 说: 脉来好像水的流动, 这是太过, 主病在外。脉来好像鸟的嘴, 这是不及, 主病在中。太过的脉, 令人四肢沉重不能举动。不及的脉则令人九窍壅塞不通, 名叫重强。

2.脾脉来柔软和缓, 相距离像鸡足踏地一样, 叫平脉。长夏以胃气为根本, 脾脉来实而满数, 如鸡举足疾行, 叫脾病。脾脉来的形状, 像坚硬尖锐的鸟嘴, 又如鸟距, 如屋漏滴水, 如水流出而不返, 叫脾的死脉。

3.真脏脾脉来弱, 时疏时散。色青黄无光泽, 毫毛枯焦, 死。

4.脾主长夏, 得胃土冲和之气, 脉微软而弱, 是平脉。假使弱多且缺少胃土冲和之气是脾病。但弱全无胃土冲和之气主死。软弱而现肾的石脉, 应到冬天得病。如果肾沉石之脉过甚, 现在就得病了。

5.荣藏于脾, 而意舍于荣中, 忧愁不解则伤意, 意被伤就闷乱而四肢不举, 皮肤憔悴, 色泽不荣, 死在春三月。

肺大肠部第四

原文

1.肺象金，与大肠合为腑（大肠为传导之腑也）。其经手太阴（手太阴肺脉也），与手阳明为表里（手阳明大肠脉也）。其脉浮（浮，肺脉之大形也）。其相季夏六月（季夏土王金相）。其王秋三月，废冬三月，囚春三月，死夏三月（夏火王金死）。其王日庚辛，王时晡时、日入；其困日甲乙，困时平旦、日出；其死日丙丁，死时禺中、日中。其神魄，其主声，其养皮毛，其候鼻，其声哭，其色白，其臭腥，其液涕，其味辛，其宜咸，其恶苦，肺俞在背第三椎（或云第五椎也），募在中府（直两乳上二肋间）。大

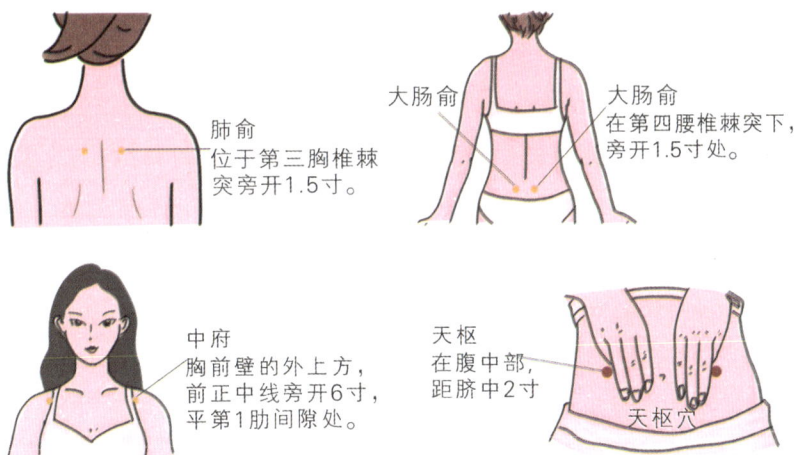

肺俞
位于第三胸椎棘突旁开1.5寸。

大肠俞

大肠俞
在第四腰椎棘突下，旁开1.5寸处。

中府
胸前壁的外上方，前正中线旁开6寸，平第1肋间隙处。

天枢
在腹中部，距脐中2寸

天枢穴

肺俞、中府、大肠俞、天枢穴示意图

肠俞在背第十六椎，募在天枢（侠脐傍各一寸半）。

2. 上新撰。

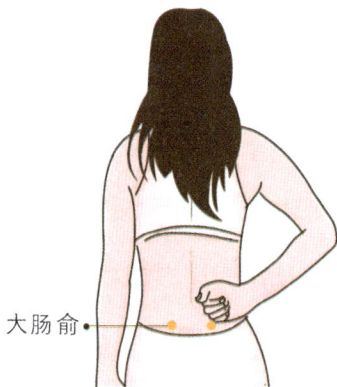

大肠俞穴示意图

解 析

1. 肺脏在五行中象金，同大肠腑相配合。其经脉为手太阴，与手阳明相为表里。其脉浮，得助于季夏六月，旺盛于秋三月，衰废于冬三月，囚困于春三月，死于夏三月。旺日为庚辛，旺时为申时、酉时；困日为甲乙，困时为寅时、卯时；死日为丙丁，死时为巳时、午时。其神主魄，其主声，其养皮毛，其候鼻，在声为哭，在色为白，在臭为腥，其液为涕，其味辛，所喜味咸，所恶味苦，肺俞穴在背上第三椎（椎下左右各旁开一寸半），募穴在两乳上二肋间中府穴。大肠俞穴在背上第十六椎（椎下左右各旁开一寸半），募穴在近脐旁各一寸半的天枢穴。

2. 以上是新撰之文。

原文

1. 黄帝问曰：秋脉如浮，何如而浮？岐伯对曰：秋脉肺也，西方金也，万物之所以收成也。故其气来轻虚而浮，其气来急去散，故曰浮。反此者病。黄帝曰：何如而反？岐伯曰：其气来毛而中央坚，两傍虚，此谓太过，病在外。其气来毛而微，此谓不及，病在中。黄帝曰：秋脉太过与不及，其病何如？岐伯曰：太过则令人气逆而背痛愠愠然；不及则令人喘，呼吸少气而咳，上气见血，下闻病音。

2. 肺脉来厌厌聂聂，如落榆荚，曰肺平。秋以胃气为本（《难经》云：厌厌聂聂，如循榆叶，曰春平。脉蔼蔼如车盖，按之益大，曰秋平脉）。肺脉来不上不下，如循鸡羽，曰肺病（《巢源》无不字）。肺脉来，如物之浮，如风吹毛，曰肺死。

3. 真肺脉至，大而虚，如以毛羽中人肤，色赤白不泽，毛折，乃死。

4. 秋胃微毛，曰平；毛多胃少，曰肺病；但毛无胃，曰死。毛而有弦，曰春病；弦甚，曰今病。

5. 肺藏气，气舍魄。喜乐无极则伤魄，魄伤则狂，狂者意不存人，皮革焦，毛悴色夭，死于夏。

解析

1. 黄帝问：秋脉的比象为浮，为什么会浮呢？岐伯答：秋脉属肺，属西方金，是万物收成的时候。所以脉象轻虚而浮，其气来时急，去时散，这叫浮脉。与此相反的脉象就是病脉。黄帝问：怎样算是相反？岐伯答：脉气来时轻虚而浮，中间坚而两旁虚，这叫太过，主病在外。脉气来时轻浮而微弱，称为不及，病在气中。黄帝问：秋脉太过与不及，它的病怎么样呢？岐伯答：脉气太过，会使人气上逆，背痛，郁闷不舒服。脉气不及，会使人喘息，呼吸气短，咳嗽，气喘，有时带血，喉间有喘息声。

2. 肺脉来的形状，轻小而安静得好像榆荚落地一样，这是肺的平脉。秋天以胃气为根本。肺脉来如上下阻滞，如摩鸡羽轻虚而涩，叫肺的病脉。肺脉的形状，虚浮散乱，叫肺的死脉。

3. 真脏肺脉来的形状，大而轻虚，轻如毛羽触及皮肤，面色赤白无光泽，毫毛枯焦，死。

4. 肺主秋金，秋得胃土冲和之气，脉来轻虚而浮叫微毛，这是无病的平脉；若毛多缺乏胃土冲和之气是肺病；但纯毛而全无胃土冲和之气者死；若脉气轻虚并伴有弦脉，当春天得病；如果脉弦过甚，现在就得病。

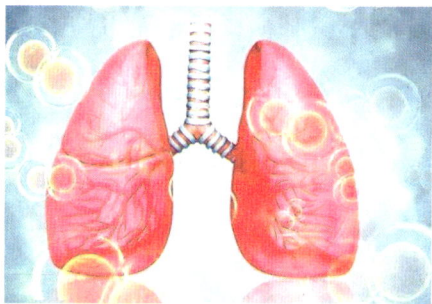

5. 气藏于肺，魄舍于气，喜乐无度则伤魄。魄伤则发狂，狂则不能自主，旁若无人，肌肤焦，皮毛憔悴，色泽不荣，死于夏天。

肾膀胱部第五

原文

1.黄帝问曰：冬脉如营，何如而营？岐伯对曰：冬脉肾也，北方水也，万物之所以合藏，故其气来沉以搏，故曰营。反此者病。黄帝曰：何如而反？岐伯曰：其气来如弹石者，此谓太过，病在外；其去如数者，此谓不及，病在中。黄帝曰：冬脉太过与不及，其病皆如何？岐伯曰：太过则令人解㑊，脊脉痛而少气，不欲言；不及则令人心悬如病饥，䏚中清，脊中痛，少腹满，小便黄赤。

2.肾脉来，喘喘累累如钩，按之而坚，曰肾平。冬以胃气为本。肾脉来如引葛，按之益坚，曰肾病。肾脉来发如夺索，辟辟如弹石，曰肾死。

3.真肾脉至，搏而绝，如以指弹石，辟辟然，色黑黄不泽，毛折，乃死。

4.冬胃微石，曰平；石多胃少，曰肾病；但石无胃，曰死。石而有钩，曰夏病；钩甚，曰今病（凡人以水谷为本，故人绝水谷则死，脉无胃气亦死。所谓无胃气者，但得真脏脉，不得胃气也。所谓脉不得胃气者，肝但弦，心但钩，胃但弱，肺但毛，肾但石也）。

解析

1.黄帝问：冬脉如营守一样，为什么会像营守一样呢？岐伯答：

冬脉言肾，属北方水，是万物闭藏的时候，所以脉来沉坚而搏，故叫营脉。反之就有病。黄帝问：怎样算是反呢？岐伯答：脉气来的时候像以指弹石，这是太过，主病在外。脉气去时快，这是不及，主病在里。黄帝问：冬脉太过与不及，其病状是什么呢？岐伯答：脉气太过，则使人肢体困倦，骨节烦疼，脊中痛，气短不爱说话。脉气不及会使人心中虚悬，如嘈杂似饥，季肋下空软处有清冷感，脊骨疼痛，少腹胀满，小便黄赤。

2. 肾脉来的形状沉疾而滑利如钩，按之坚而搏，这是肾的正常脉象。冬以胃气为根本。如肾脉来如引着葛蔓一样不绝，按之益坚而不柔，这是肾的病脉。肾脉来如夺绳索，辟辟然如以指弹石，这是肾的死脉。

3. 肾真脏脉至，沉取搏而无冲和之气，如以指弹石样坚硬，色见黑黄无光泽，毫毛枯焦，死。

4. 肾主冬水，冬得胃土冲和之气，脉坚而沉，为微石，是肾的平脉。假如石多而缺少胃土冲和之气，是肾病。但石而全无胃土冲和之气，主死。石坚而有钩曲之脉，当夏天得病，如果钩曲过甚，现在就得病。

卷　四

辨三部九候脉证第一

原文

经言：所谓三部者，寸关尺也。九候者，每部中有天地人也。上部主候从胸以上至头，中部主候从膈以下至气街，下部主候从气街以下至足。浮、沉、牢、结、迟、疾、滑、涩，各自异名，分理察之，勿怠观变，所以别三部九候，知病之所起，审而明之，针灸亦然也。故先候脉寸中（寸中，一作寸中于九），浮在皮肤，沉细在里，昭昭天道，可得长久。

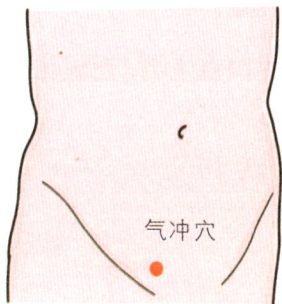

气冲穴示意图

解析

《内经》言：所谓三部，是指寸部、关部和尺部。所谓九候，每部中各有上中下三候，合于天地人，共为九候。上部主诊自胸以上至头部间的疾病，中部主诊自膈下至小腹部的气冲穴间的疾病，下部主诊自气冲穴至足部间的疾病。浮脉、沉脉、牢脉、结脉、迟脉、疾脉、滑脉、涩脉，各有不同之名，分脉理而诊察，要认真观察脉象变化，通过分辨三部九候，以掌握疾病所在，仔细观察，认真体会，针灸辨证也是同理。故先察寸口脉象，如脉浮则病在表，脉沉细则病在里。明白了这样的自然规律，用之诊察病之所在，可以维持长久的性命。

原文

上部之候，牢、结、沉、滑，有积气在膀胱。微细而弱，卧引里急，头痛，咳嗽，逆气上下。心膈上有热者，口干渴燥。病从寸口，邪入上者，名曰解。脉来至，状如琴弦，苦少腹痛，女子经月不利，孔窍生疮；男子病痔，左右胁下有疮。上部不通者，苦少腹痛，肠鸣。寸口中虚弱者，伤气，气不足。大如桃李实，苦痹也。寸口直上者，逆虚也。如浮虚者，泄利也。

解析

寸部见牢脉、结脉、沉脉、滑脉，说明有积气在膀胱。脉微细而弱，卧时牵及腹部拘急，头痛，咳嗽气逆上下，心膈间有热，则口干燥

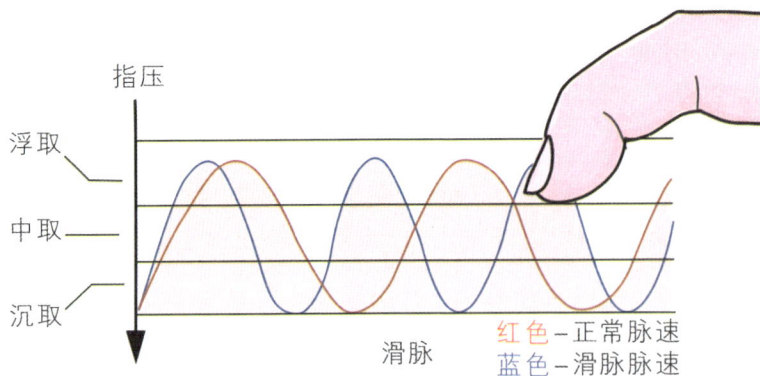

指压

浮取

中取

沉取

滑脉

红色－正常脉速
蓝色－滑脉脉速

滑脉示意图

渴,此可从寸口脉反映出来,是邪在上部,称作"解"。脉来之象如按琴弦,主少腹痛,女子月经不利,阴道生疮,男子生痔,左右胁下生痛疽之疾。上部不通,可影响到少腹而见少腹痛,肠鸣。寸口中脉见虚弱者,为气伤,气伤则气不足而运行乏力,可见腹中结块如桃李核一样,病人患痹痛。寸口脉直上者,为病虚逆。如寸口脉浮虚的,是下利泄泻。

原文

　　下部脉者,其脉来至浮大者,脾(此下缪本有"热"字)也。与风集合,时上头痛,引腰背,小滑者,厥也,足下热,烦满,逆上抢心,上至喉中,状如恶肉,脾伤也。病少腹下,在膝、诸骨节间,寒清不可屈伸。脉急如弦者,筋急,足挛结者,四肢重。从尺邪入阳明者,寒热也。大风邪入少阴,女子漏白下赤,男子溺血,阴萎不起,引少腹疼。

解析

　　尺部脉以沉为主,如脉来浮大者为脾脏热病。与风邪交结时,可上至头部,痛引腰背,脉小滑,为厥证。下肢热,烦满,气上冲心,而至喉中,形状如疣赘及疙瘩,为脾伤。病在少腹下焦,在膝诸骨节之间,则肌肉寒冷不可屈伸。脉急如弓弦,则筋脉挛急,下肢拘急,四肢沉重。邪从尺部入阳明,病寒热。厉风之邪入少阴,女子病赤白漏下,男子溺血,阴萎不起,引至少腹疼痛。

原文

人有三百六十脉，法三百六十日。三部者，寸关尺也。尺脉为阴，阴脉常沉而迟；寸关为阳，阳脉俱浮而速。气出为动，入为息。故阳脉六息七息十三投，阴脉八息七息十五投，此其常（"常"本作"脉"）也。

解析

人有三百六十脉，如有三百六十日。三部脉，指寸、关、尺。尺脉为阴，阴脉常沉而迟，寸、关脉为阳，阳脉常浮而数。气出为动，气入为息。因此，阳脉在六息七息，脉搏跳动十三次，阴脉在七息八息，脉搏跳动十五次，为常脉。

原文

黄帝曰：冬阴夏阳奈何？岐伯曰：九候之脉皆沉细悬绝者，为阴，主冬，故以夜半死。盛躁喘数者，为阳，主夏，故以日中死。是故寒热者，平旦死。热中及热病者，日中死。病风者，以日夕死。病水者，以夜半死。其脉乍数乍疏乍迟乍疾者，以日乘四季死。形肉以脱，九候虽调，犹死。七诊虽见，九候皆顺者，不死。所言不死者，风气之病及经月之病，似七诊之病而非也，故言不死。若有七诊之病，其脉候亦败者，死矣。必发哕噫，必审问其所始病与今之所方病，而后各切循其脉，视其经络浮沉，以上下逆顺循之。其脉疾者，不病；其脉迟者，病；脉不往来者，死；皮肤著者，死。

　　黄帝说：冬属阴，夏属阳，脉象与之如何相应？岐伯说：九候的脉象，如均见沉细欲绝的，常在夜半死，因为冬属阴，而上脉属阴。如均见盛躁急疾数的，多在日中死，因为夏属阳，而上脉属阳。病寒热者，平时旦时死。阴虚阳亢的内热证和实热证，于日中死。伤于风的，于傍晚时死。伤于水的，于夜半时死。如果脉息忽密忽疏，忽快忽慢者，辰、戌、丑、未时死。形坏肉脱，九候虽见调顺，仍是死证。假如七诊之凶脉虽见，而九候皆顺于四时的，不死。所说不死的病，如风气所致之病及月经病，虽见类似七诊的病脉，而实为假象，故不死。如七诊出现，其脉与病候均已败坏的，死。其病不见呃逆，应问清其起病与现在症状，然后按部切脉，循其所主之经，以观察其经络之气的浮或沉，以及上下逆候。其脉流利的不病，其脉迟滞的是病。脉不往来的，死。久病肉脱，皮肤干枯着于筋骨，死。

平杂病脉第二

　　1. 滑为实、为下又为阳气衰。数为虚、为热。浮为风、为虚。动为痛、为惊。

　　2. 沉为水、为实又为鬼疰。弱为虚、为悸。

　　3. 迟则为寒，涩则少血，缓则为虚，洪则为气（一作热）。

　　4. 紧则为寒，弦数为疟。

5. 疟脉自弦, 弦数多热, 弦迟多寒。微则为虚, 代散则死。

6. 弦为痛痹（一作浮为风疰）, 偏弦为饮, 双弦则胁下拘急而痛, 其人涩涩恶寒。

7. 脉大, 寒热在中。

8. 伏者, 霍乱。

9. 安卧, 脉盛, 谓之脱血。

10. 凡亡汗, 肺中寒饮, 冷水咳嗽, 下利, 胃中虚冷, 此等其脉并紧。

解析

1. 滑脉为实证, 为下焦病, 又为阳气衰微的证候。数脉为虚证, 为热病。浮脉为外感风邪, 为虚的证候。动脉为痛, 为受惊。

2. 沉脉为水气病, 为实证, 又为劳瘵病。弱脉为虚, 为悸证。

3. 迟脉为寒, 涩脉为血少。缓脉主虚证。洪脉主阳气盛。

4. 紧脉为寒邪, 弦数主疟疾。

5. 疟疾病脉象弦, 弦数为热重, 弦迟为寒重。脉微为虚。代散脉, 则死。

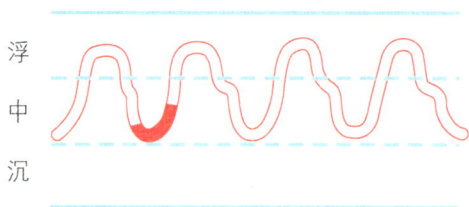

浮中沉

紧脉示意图

6. 脉弦主痛痹, 单手弦是饮病, 两手弦主胁下拘急作痛, 病人怕冷。

7. 脉大是寒热在中。

8. 伏脉主霍乱。

9. 安卧时而脉来反盛,

主有失血。

10.凡是汗出淋漓,肺受寒饮,咳嗽,泄泻,胃中寒,其脉均可见紧象。

原文

1.浮而绝者,气。

2.辟大而滑,中有短气。

3.浮短者,其人肺伤,诸气微少,不过一年死,法当嗽也。

4.沉而数,中水,冬不治自愈。

5.短而数,心痛,心烦。

6.弦而紧,胁痛,脏伤,有瘀血(一作有寒血)。

7.沉而滑,为下重,亦为背膂痛。

8.脉来细而滑,按之能虚,因急持直者,僵仆,从高堕下,病在内。

9.微浮,秋吉,冬成病。

解析

1.脉浮而绝者,病呼吸急促。

2.脉大而滑,胸中气短。

3.脉浮短,肺脏受损,气微而少,不超过一年而死,其人当有咳嗽。

4.脉沉而数,为中毒,如得自冬天,可不治而愈。

5.脉短而数,见心痛心烦。

6.脉弦而紧,胁下疼痛,内脏受伤,有瘀血。

7. 脉沉而滑，为下肢重滞，亦可见背脊痛。

8. 脉细而滑，重按无力，由于急执柄登高而下坠，卒然昏倒，病在内脏。

9. 脉微而浮，在秋天是吉脉，在冬天是病脉。

诊五脏六腑气绝证候第三

原文

1. 病人肝绝，八日死，何以知之？面青，但欲伏眠，目视而不见人，汗（一作泣）出如水不止。（一曰二日死）

2. 病人胆绝，七日死，何以知之？眉为之倾。

3. 病人筋绝，九日死，何以知之？手足爪甲青，呼骂不休。（一曰八日死）

4. 病人心绝，一日死，何以知之？肩息，回视，立死。（一曰目亭亭，一日死）

5. 病人肠（一云小肠）绝，六日死，何以知之？发直如干麻，不得屈伸，自汗不止。

6. 病人脾绝，十二日死，何以知之？口冷，足肿，腹热，胪胀，泄利不觉，出无时度。（一曰五日死）

7. 病人胃绝，五日死，何以知之？脊痛，腰中重，不可反覆。（一曰腓肠平，九日死）

8. 病人肉绝，六日死，何以知之？耳干，舌皆肿，溺血，大便赤泄。（一曰足肿，九日死）

解析

1. 病人肝竭，八天后死，如何诊得？面部发青，但欲伏卧，目不能视，汗出如水而不止。

2. 病人胆竭，七天后死，如何诊得？眉毛倾斜。

3. 病人筋竭，九天后死，如何诊得？手足爪甲青紫，呼骂不休。

4. 病人心竭，一天后死，如何诊得？气喘引动肩臂，目光呆滞，立死。

5. 病人肠竭，六天后死，如何诊得？头发干直如麻不能屈伸，自汗不止。

6. 病人脾竭，十二天后死，如何诊得？口冷足肿，腹热腹胀，泄利不禁，频次无度。

7. 病人胃竭，五天后死，如何诊得？脊柱疼痛，腰部重坠，身体不能翻转。

8. 病人肉竭，六天后死，如何诊得？耳干，舌肿，尿血，大便泄泻色赤。

诊四时相反脉证第四

原文

1. 春三月木王，肝脉治，当先至，心脉次之，肺脉次之，肾脉次之。此为四时王相顺脉也。到六月土王，脾脉当先至而反不至，反得肾脉，此为肾反脾也，七十日死。何谓肾反脾？夏，火王，心脉当先至，肺脉次之，而反得肾脉，是谓肾反脾。其五月、六月，忌丙丁。

2.脾反肝，三十日死。何谓脾反肝？春，肝脉当先至而反不至，脾脉先至，是谓脾反肝。期正月、二月，忌甲乙。

3.肾反肝，三岁死，何谓肾反肝？春，肝脉当先至而反不至，肾脉先至，是谓肾反肝也。期七月、八月，忌庚辛。

解析

1.春天三个月，木气旺盛，肝脉应时，应先出现在脉象上；其次心脉，再次肺脉，最后肾脉，这是因为与春、夏、秋、冬的四时依序而相应旺盛协调，是正常的顺脉。到六月，土气旺盛，脾脉当先应之，如不见脾脉，反见肾脉，此为肾水反侮脾土，病人到七十天死。什么叫肾水侮脾？夏主火，心脉当先至，其次是肺脉，可是反而出现肾脉，是土不制水的肾反脾，病期在五月和六月，则忌逢丙丁之年、月、日、时。丙丁属火，火能生土。五月火旺，心脉当先到，六月土旺，脾脉当先至，今皆反得肾脉，此为水来乘火，水来侮土，火衰、土衰，为脉逆四时之象。

2.脾土反肝木，到三十天死。什么叫脾反肝？春天属木，肝脉也属木，当在春季先见之，如不见，却先见脾脉，此为脾反肝。病期在正月、二月，则忌逢甲乙之年、月、日、时，这是因为正月、二月和甲、乙都属木，脉当见肝旺脾弱，忌见相反脉，此为脾反侮肝的脉象。

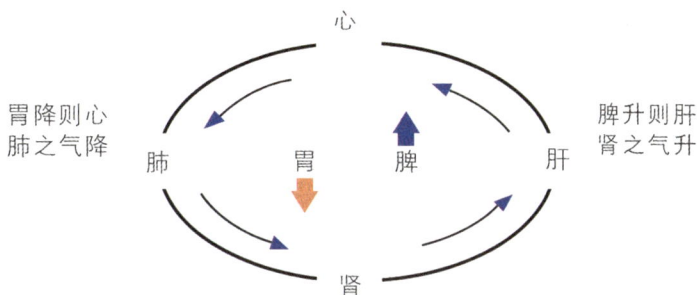

心

胃降则心
肺之气降

肺　　　胃　　脾　　　肝

脾升则肝
肾之气升

肾

3. 肾水反肝木，到三年死，什么叫肾反肝？春天主木旺，肝属木，此时应见肝脉，如不是肝脉，却见肾脉，是肾水反肝木。病期在七月、八月，忌逢庚辛的年、月、日、时。这是因为七、八月和庚辛都属金。金能制木，同时又能生水，脉当见肝旺肾弱，忌见相反脉。

诊损至脉第五

原文

扁鹊曰：脉一出一入曰平，再出一入少阴，三出一入太阴，四出一入厥阴。再入一出少阳，三入一出阳明，四入出太阳。脉出者为阳，入者为阴。故人一呼而脉再动，气行三寸；一吸而脉再动，气行三寸。呼吸定息，脉五动。一呼一吸为一息，气行六寸。人十息，脉五十动，气行六尺。二十息，脉百动，为一备之气，以应四时。天有三百六十五日，人有三百六十五节。昼夜漏下水百刻。一备之气，脉行丈二尺。一日一夜行于十二辰，气行尽则周遍于身，与天道相合，故曰平，平者，无病也，一阴一阳是也。

解析

扁鹊说："脉搏一次跳动的时间相当于一次歇止的时间，二者时间之比为一比一，此为平脉。如脉搏两次跳动的时间相当于一次歇止的时间，称为少阴脉。因为脉出者为阳，入者为阴，今歇止时间长一倍，阴气初盛，故曰少阴；同理，脉跳三次的时间相当于一次歇止的时间，称为太阴脉；脉跳四次的时间相当于一次歇止的时间，称为厥阴脉。相反，脉二次歇止的时间相当于脉跳一次的时间，称为少阳脉；脉三次歇止的时间相当于脉跳一次的时间，称为阳明脉；脉四次歇止的时间相当于脉跳一次的时间，称为太阳脉。所以人在一呼气的时间里，脉搏动二次，气循经脉行走三寸。人在一吸气的时间里，脉也搏动二次，气也循经脉行走三寸。这样，一呼气和一吸气定为一息，脉搏动五次。因为一呼气和一吸气的中间，脉搏动一次，加上上述搏动四次，所以共动五次。气循经脉行走六寸，人做十次呼吸，脉跳五十次，气行六尺。人做二十次呼吸，脉搏动一百次，看作一个完全的气，以顺应春、夏、秋、冬四时。天有三百六十五天，人有三百六十五节，天人相应，天一夜的时间，在计时器的"漏壶"所滴下来的水，恰恰溢浮到壶里的一百刻的标志，正符合一个完全的气。脉行一丈二尺，一天一夜，走过十二时辰，气走到经脉终点，刚好绕遍全身，和天道运行相符合，所以叫正常脉象。意即平常人无病，阴阳平衡，恰好一比一。

原文

岐伯曰：脉失四时者为至启。至启者，为损至之脉也。损之为言，少阴主骨为重，此志损也。饮食衰减，肌肉消者，是意损也。身安卧，卧不便利，耳目不明，是魂损也。呼吸不相通，五色不华，是魄损也。四肢皆见脉为乱，是神损也。大损三十岁，中损二十岁，下损十岁，损，各以春夏秋冬。平人，人长脉短者，是大损，三十岁。人短脉长者，是中损，二十岁。手足皆细，是下损，十岁。失精气者，一岁而损。男子，左脉短，右脉长，是为阳损，半岁。女子，右脉短，左脉长，是为阴损，半岁。春，脉当得肝脉，反得脾肺之脉，损。夏，脉当得心脉，反得肾肺之脉，损。秋，脉当是肺脉，反得肝心之脉，损。冬，脉当得肾脉，反得心脾之脉，损。

解析

岐伯说：如脉象不能与四时相应，是损脉的开始。所谓损脉的开始，就是指虚损之脉的开始。谈到损脉，与五脏所主有关，如少阴属肾，肾主骨，如骨节沉重，是所藏志的肾受损。如饮食衰减，肌肉瘦削，是所藏意的脾受损。身倦喜卧，但身卧却感身体不便利，且耳不聪目不明，是所藏魂的肝受损。呼吸不能通畅，面色五色无光泽，是所藏魄的肺受损。四肢均出现络脉显露的，是乱，是所藏神的心受损。大损折寿三十年，中损折寿二十年，下损折寿十年。损脉各以春、夏、秋、冬的脉象出现。评估人体的脉象，人高脉短的，是大损，折寿三十年。人矮脉长的，是中损，折寿二十年。手足细弱，是下损，折寿十年。精气虚弱，折寿一年。男子左脉短，右脉长是阳损，折寿半岁。女子右脉短，左脉长是阴损，折寿半岁。春天的脉应见与之相应的肝脉，反得脾、肺脉，为损。夏天的脉应见与之相应的心脉，反得肾、肺脉，为损。秋天的脉应是与之相应的肺脉，反得肝、心脉，为损。冬天的脉应是与之相应的肾脉，反得心脾脉，为损。

诊脉动止投数疏数死期年月第六

原文

脉一动一止，二日死（一经云：一日死）。二动一止，三日死。三动一止，四日死，或五日死。四动一止，六日死。五动一止，五日死，或七日死。六动一止，八日死。七动一止，九日死。八动一止，十日死。九动一止，九日死，又云十一日死（一经云：十三日死，若立春死）。十动一止，立夏死（一经云：立夏死。）。十一动一止，夏至死（一经云：立夏死。一经云：立秋死。）。十二、十三动一止，立秋死（一经云：立冬死）。十四、十五动一止，立冬死（一经云：立夏死。）。二十动一止，一岁死，若立秋死。二十一动一止，二岁死。二十五动一止，立冬死（一经云：一岁死，或二岁死）。三十动一止，二岁若三岁死。三十五动一止，三岁死。四十动一止，四岁死。五十动一止，五岁死。不满五十动一止，五岁死。

解析

脉动一次而歇止一次，二日死。脉动二次而歇止一次，三日死。脉动三次而歇止一次，四日死，或五日死。脉动四次而歇止一次，六日死。脉动五次而歇止一次，五日死，或七日死。脉动六次而歇止一次，八日死。脉动七次而歇止一次，九日死。脉动八次而歇止一次，十日死。脉动九次而歇止一次，九日死，又有认为是十一日死。脉动十次而歇止一次，立夏死。脉动十一次而歇止一次，夏至死。脉动十二次、十三次而歇止一次，立秋死。脉动十四、十五次而歇止一次，立冬死。脉动二十次而歇止一次，一年死，像立秋时死。脉动二十一次而歇止一次，二年死。脉动二十五次而歇止一次，立冬死。脉动三十次而歇止一次，二年或三年死。脉动三十五次而歇止一次，三年死。脉动四十次而歇止一次，四年死。脉动五十次而歇止一次，五年死。脉动不满五十次而歇止一次，五年死。

原文

脉一来而久住者，宿病在心，主中治。脉二来而久住者，病在肝，枝中治。脉三来而久住者，病在脾，下中治。脉四来而久住者，病在肾，间中治。脉五来而久住者，病在肺，枝中治。五脉病，虚羸人得此者，死。所以然者，药不得而治，针不得而及，盛人可治，气全故也。

解析

如病人脉动一次而有较长时间歇止，而后复动，是原有心病，从心经治疗。脉动二次而有较长时间歇止，而后复动，是肝病，从肝经治疗。脉动三次而有较长时间歇止，而后复动，是脾病，从脾经治疗。脉动四次而有较长时间歇止，而后复动，是肾病，从肾经治疗。脉动五次而有较长时间歇止，而后复动，是肺病，从肺经治疗。五脏脉病，虚弱之人表现如此，死。这是因为，形、脉俱虚，然药均不得效，针石来不及施救的缘故。如形体尚盛，即使五脏脉显现，尚有救治之望，因为此时正气尚足。

诊百病死生诀第七

原文

1. 诊伤寒，热盛，脉浮大者，生。沉小者，死。

2. 伤寒，已得汗，脉沉小者，生。浮大者，死。

3. 温病三、四日以下，不得汗，脉大疾者，生。脉细小难得者，死不治。

4. 温病，穰穰大热，其脉细小者，死（《千金》穰穰作时行）。

5. 温病，下利，腹中痛甚者，死不治。

6. 温病，汗不出，出不至足者，死。厥逆汗出，脉坚强急者，生。虚缓者，死。

7. 温病，二三日，身体热，腹满，头痛，食饮如故，脉直而疾者，八日死。四五日头痛，腹痛而吐，脉来细强，十二日死。八九日，头不疼，身不痛，目不赤，色不变，而反利，脉来滁滁，按之不弹手，时大，心下坚，十七日死。

解析

1. 诊伤寒，热炽盛，脉浮大，生。热盛而脉反沉小，死。

2. 伤寒，发汗后，脉沉小，生。如浮大，死。

3. 温病，三四天后，无汗，脉大疾，生。脉细小难扪及，死。

4. 温病，壮热，脉反细小，死。

5. 温病，下利，腹中剧痛，死。

6. 温病，汗不出，或即使汗出也不到足，死。如汗出，四肢厥逆，脉坚硬而快，生。脉虚弱而缓，死。

7. 温病，二三天，身体发热，腹满，头痛，饮食如常，脉端直疾，八天死。温病，四五天，头痛，腹痛而吐，脉来细而有力，十二天死。温病，八九天，头不疼，身不痛，眼不红，面色不变，而反下利，脉来疾速按之不弹手，有时急大，心下硬满，十七天死。

原文

1. 人病甚而脉不调者，难差。人病甚而脉洪者，易差。

2. 人内外俱虚，身体冷而汗出，微呕而烦扰，手足厥逆，体不得安静者，死。

3. 脉实满，手足寒，头热，春秋生，冬夏死。

4. 老人脉微，阳羸阴强者，生。脉焱大加息（一作如急）者，死。阴弱阳强，脉至而代，奇（一作寄）月而死。

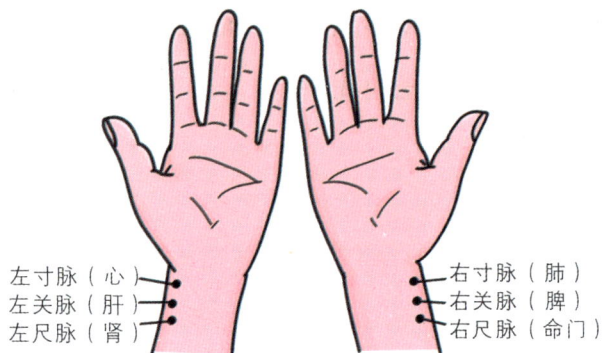

左寸脉（心）
左关脉（肝）
左尺脉（肾）

右寸脉（肺）
右关脉（脾）
右尺脉（命门）

左、右手脉示意图

5. 尺脉涩而坚，为血实气虚也。其发病腹痛、逆满、气上行，此为妇人胞中绝伤，有恶血，久成结瘕。得病以冬时，黍穄赤而死。

6. 尺脉细而微者，血气俱不足。细而来有力者，是谷气不充，病得节辄动，枣叶生而死。此病秋时得之。

7. 左手寸口脉偏动，乍大乍小，不齐，从寸口至关，关至尺，三部之位，处处动摇，各异不同，其人病，仲夏得之此脉，桃花落而死（花，一作叶）。

解析

1. 如病重而脉不调和，难愈。如病重而脉洪，易愈。

2. 如病人内外均虚，身体冷而汗出，微呕吐而心烦躁扰，手足厥冷，身体不得安静，死。

3. 脉实而满，手足寒冷，头热，如病在春秋天，生。病在冬夏天，死。

4. 脉微的老人，如寸脉弱，尺脉强，生。脉大急数，死。如寸脉强，尺脉弱，如见代脉，逾月而死。

5. 尺脉涩而坚，为血实气虚。可见腹痛，胞腹气满而气逆，这是由于妇女胞中损伤，常有瘀血停留，日久成瘕。如在冬季时发病，到黍稷成熟时死。

6. 尺脉细而微，为气血皆不足。如脉细而有力，是谷气不足，中气不充，每逢节气，病情就会发作，多得自秋季，到枣叶生时死。

7. 左手寸口脉偏动，忽大忽小而不齐，从寸部到关部，从关部到尺部，三部处动摇，且各部脉动不同，如仲夏之时见此脉，桃花落时死。

卷 五

张仲景论脉第一

原文

问曰：脉有三部，阴阳相乘。荣卫气血，在人体躬。呼吸出入，上下于中，因息游布，津液流通。随时动作，效象形容，春弦秋浮，冬沉夏洪。察色观脉，大小不同，一时之间，变化经常，尺寸参差，或短或长。上下乖错，或存或亡。病辄改易，进退低昂。心迷意惑，动失纪纲。愿为缕陈，令得分明。

师曰：子之所问，道之根源。脉有三部，尺寸及关。荣卫流行，不失衡铨。肾沉心洪，肺浮肝弦，此自经常，不失铢分。出入升降，漏刻周旋，水下二刻，脉一周身，旋复寸口，虚实见焉。变化相乘，阴阳相干。风则浮虚，寒则紧弦，沉潜水滀，支饮急弦，动弦为痛，数洪热烦。设有不应，知变所缘，三部不同，病各异端。太过可怪，不及亦然。邪不空见，中必有奸。审察表里，三焦别分。知邪所舍，消息诊看，料度腑脏，独见若神。为子条记，传与贤人。

解析

问：诊察脉象有三个部位，都受到人体阴阳变化的影响。同时荣卫气血，在人体内部，随着呼吸出入，循行于上下周身，由于气息的游行输布，津液流通无阻。脉象随着四季变化而显现不同的运动状态，可以取象描绘，春天脉象弦，秋天脉象浮，冬天脉象沉，夏天脉象洪。诊察病人的气色和脉象，有大小的不同，即使一时之间，也常有变化，尺寸不齐，有短有长。上下不合，或存在，或消失。病情常有改变，脉象也随之变化，或快或慢，或强或弱。使人很容易迷惑不解，往往不得要领。愿您能分别陈述，令我明白。

师答：你所询问的，都是医学上的根本问题。三部，就是寸、关、尺。若荣卫气血流行，不失其常度。则肾脉沉，心脉洪，肺脉浮，肝脉弦，这是各脏本脉的正常脉象，不会有丝毫的差错。荣卫气血流行，随着呼吸出入，阴阳升降，也有一定的规律，以漏壶里的计时刻度测定，水滴下两个刻度，脉循经络行走周身一遍，又回复寸口，所以从寸口的脉象变化，可以诊察人体的虚实。如有病变影响，阴阳偏盛，脉象也就有所变化。例如风病则脉现浮虚，寒病则脉现紧弦，水饮停蓄则脉现沉潜，支饮则脉现急弦，动弦脉说明有痛证，洪数脉则有热证心烦。假如脉证有不相符合的，应该分析其变化的原因，寸、关、尺三部脉象不同，病情也随之有各种变化。总之，脉象太过是病态，不及也是。邪气不会无故出现，其中必然有相应的变化。（从脉象变化）审察其在表在里，并分辨上、中、下三焦。从而了解病邪所在的部位，细心诊察所属脏腑的病情变化，准确诊断如有神助。让我为你逐条记述，传与后辈贤人。

扁鹊阴阳脉法第二

原文

脉：平旦曰太阳，日中曰阳明，晡时曰少阳，黄昏曰少阴，夜半曰太阴，鸡鸣曰厥阴，是三阴三阳时也。

解析

三阴三阳经脉的运行：寅时到太阳经，午时到阳明经，申时到少阳经，戌时到少阴经，子时到太阴经，丑时到厥阴经。这些是三阴三阳经脉运行的时辰。

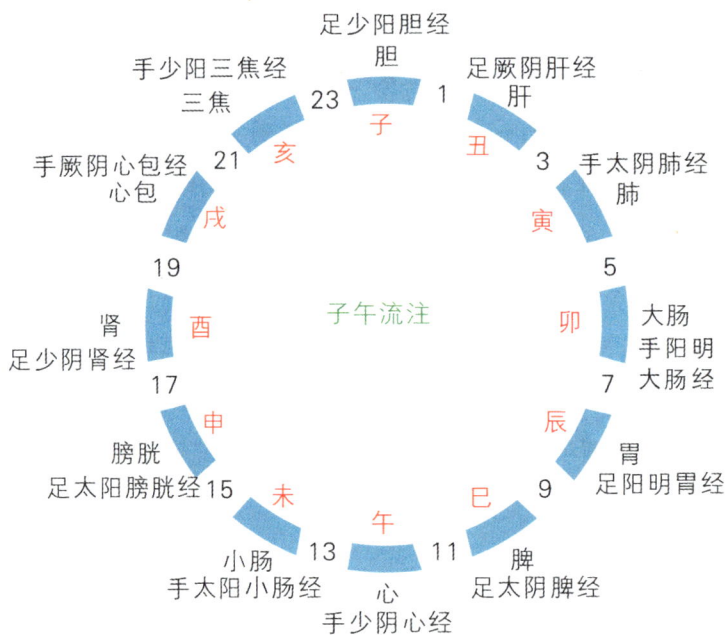

十二经络与当令时辰示意图

原文

1. 厥阴之脉，急弦，动摇至六分已上，病迟脉寒，少腹痛引腰，形喘者死；脉缓者可治。刺足厥阴入五分。

2. 少阳之脉，乍短乍长，乍大乍小，动摇至六分已上。病头痛，胁下满，呕可治；扰即死。刺两季肋端足少阳也，入七分。

3. 阳明之脉，洪大以浮，其来滑而跳，大前细后，状如蝌蚪，动摇至三分已上。病眩头痛，腹满痛，呕可治；扰即死。刺脐上四寸，脐下三寸，各六分。

解析

1. 厥阴的脉呈现急弦，脉动摇的幅度在六成以上，而且病程迁延，脉呈寒象，少腹疼痛牵引腰腑，有喘息形态的，死。而脉象和缓的，可以治疗，针刺足厥阴经脉，刺入五分。

2. 少阳的脉，忽短，忽长，忽大，忽小，脉动摇的幅度在六成以上，并患有头痛，胁下胀满，呕吐的可以治疗。若有烦扰不安的，就会死。针刺两季肋末端足少阳经，刺入七分。

3. 阳明的脉，洪大而浮，它应手滑利且有跳动感，形状前头大而后面细小，有如蝌蚪，脉的动摇幅度在三成以上。患者眩晕头痛，腹部胀满疼痛，呕吐的可以治

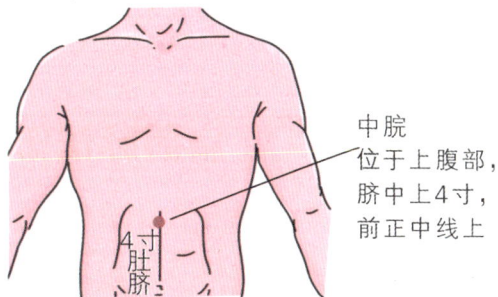

中脘
位于上腹部，脐中上4寸，前正中线上

中脘穴示意图

疗。若是烦扰不安的就会死。针刺脐上四寸中脘穴,脐下三寸关元穴,各刺入六分。

原文

从二月至八月,阳脉在表;从八月至正月,阳脉在里。附阳脉强,附阴脉弱。至即惊,实则癫疭。细而沉,不癫疭即泄,泄即烦,烦即渴,渴即腹满,满即扰,扰即肠澼,澼即脉代,乍至乍不至。大而沉即咳,咳即上气,上气甚则肩息,肩息甚则口舌血出,血出甚即鼻血出。

解析

从二月到八月,阳脉在表,从八月至正月,阳脉在里。如果脉搏有力,是阳气增加的表现;如果脉搏无力,是阴气增加的表现。如果阴阳同时偏盛,就出现惊证,感受实邪就会出现筋脉拘急弛缓。脉象沉细,不出现筋脉拘急弛缓而表现为泄泻,泄泻后出现心烦,心烦后有口渴,口渴后感到腹部胀满,腹部胀满后出现烦躁,烦躁后见有痫疾,出现代脉,忽至忽不至。如果脉大而沉,就会咳嗽,咳嗽后见有气促,气促甚至抬肩呼吸,抬肩呼吸再严重出现口舌出血,甚至鼻出血。

扁鹊脉法第三

原文

扁鹊曰:人一息脉二至谓平脉,体形无苦。人一息脉三至谓病脉。一息四至谓痹者，脱脉气，其眼睛青者，死。人一息脉五至以上，死，不可治也。都息病，脉来动，取极五至，病有六七至也。

解 析

扁鹊说：人吸气一次，脉搏搏动两次，称为正常的脉象，说明身体健康，没有病苦。人吸气一次脉搏搏动三次，称为病脉。吸气一次脉搏搏动四次，称为痹病，是脉气脱的缘故，如果此时病人眼睛显现青色的，死。人吸气一次脉搏搏动五次以上，死，极难救治。喘息病，脉搏跳动，一吸搏动五次，有的甚至达到六七次。

原 文

扁鹊曰：脉气弦急，病在肝。少食多厌，里急多言，头眩目痛，腹满，筋挛，癫疾上气，少腹积坚，时时唾血，咽喉中干。相病之法，视色听声，观病之所在，候脉要诀，岂不微乎？脉浮如数，无热者，风也。若浮如数，而有热者，气也。脉洪大者，又两乳房动，脉复数，加有寒热，此伤寒病也。若羸长病，如脉浮溢寸口，复有微热，此痓气病也，如复咳又多热，午剧午差，难治也。又疗无剧者，易差；不咳者，易治也。

解 析

扁鹊说：脉象弦急，病变在肝，食量减少，厌食，里急，言语较多，头眩，目痛，腹部胀满，筋脉挛急，巅顶疼痛，气促，少腹部癥瘕积聚，经常吐血，咽喉干燥。诊察疾病的方法，望色闻声，分析病变的位置，须结合脉象明确诊断，所以诊察脉象的要点不是简单的事情。脉浮数，不发热的，是风邪为病。如果脉浮数，伴有发热，是邪在气分。如果脉洪大，伴有两乳房下垂，脉象又数，再有寒热变化，是为伤寒病。如果久病虚弱，寸口脉浮大，且有低热的，这是邪气居于体内致病。如果又兼咳嗽，经常发热，时有剧烈，时有减轻，较难治疗。而病情不剧烈的，容易治愈。如不咳嗽的，容易治疗。

扁鹊华佗察声色要诀第四

原文

1.病人著床，心痛短气，脾竭内伤，百日复愈。能起傍徨，因坐于地，其立倚床，能治此者，可谓神良。

2.病人面无精光，若土色，不受饮食者，四日死。

3.病人目无精光及牙齿黑色者，不治。

4.病人耳目鼻口有黑色起，入于口者，必死。

5.病人耳目及颧颊赤者，死在五日中。

6.病人黑色出于额，上发际，下直鼻脊两颧上者，亦死在五日中。

解析

1.病人不能起床，心痛，呼吸气短，这是脾气衰竭的内在症状，调养一百天左右，病症缓解，但只能起床徘徊，无力走步，就坐在地上，纵使站着，也要倚床而立。脾气衰竭，极难治愈，所以能治疗这种疾病的可称之为神医、良医。

2. 病人面色无华，有如泥土颜色，不进饮食，四日死。

3. 病人两目无神，兼有牙齿发黑的，不治。

4. 病人耳目口鼻有黑色呈现，并伸入口中的，死。

5. 病人耳目和颧颊部出现赤色的，五日内死。

6. 病人黑色出现在额头，上达发际，下至鼻梁、颧颊上的，也在五日内死。

扁鹊诊诸反逆死脉要诀第五

原文

扁鹊曰：夫相死脉之气，如群鸟之聚，一马之驭系水交驰之状，如悬石之落。出筋之上，藏筋之下，坚关之里，不在荣卫，伺候交射，不可知也。

解析

扁鹊说：凡诊察死脉的脉气，有的像群鸟聚集，有的像一匹马受到驾驭，在水中奔驰的样子，有的像悬挂的石头从上落下的样子，有的出现在筋脉的上面，有的藏伏在筋脉的下面，有的像藏在坚固的城关之内，不随荣气、卫气的流行，观察此脉脉象时，即使通过"关"前"关"后的交互探寻，"举按推寻"以候脉气，也不能明了此脉，这就是死脉的脉气。

原文

1.脉有表无里者,死。经名曰结,去即死。何谓结?脉在指下如麻子动摇,属肾,名曰结,去死近也。

2.脉五来一止,不复增减者,死。经名曰代。何谓代?脉五来一止也。脉七来是人一息,半时不复增减,亦名曰代,正死不疑。

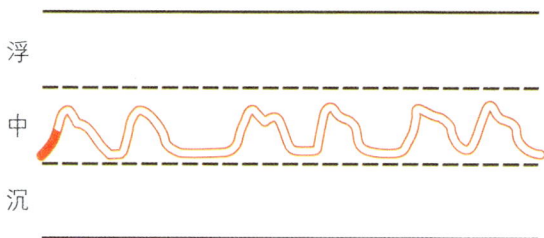

代脉示意图

解析

1.脉轻按有,重按无,死。内经称为结脉,说会立刻死。什么叫结脉?脉来在指下像麻子动摇,属于肾气衰竭,称为"结脉",离死已很近了。

2.脉跳动五次停一下,不再增加或减少的,死。内经称为代脉。什么叫代脉?脉跳动五次停一下的就是。脉跳动七次停一下正是病人呼吸一次的时间,半天不再增减的,也称为代脉,正是死证,无可怀疑。

原文

1.左有病而右痛,右有病而左痛,下有病而上痛,上有病而下痛,此为逆,逆者死,不可治。

2.脉来沉之绝濡，浮之不止，推手者，半月死。

3.脉来微细而绝者，人病当死。

4.人病脉不病者，生。脉病人不病者，死。

5.人病尸厥，呼之不应，脉绝者，死。

6.脉当大反小者，死。

7.肥人脉细小，如丝欲绝者，死。

8.羸人得躁脉者，死。

解析

1.左边有病，而右侧疼痛，右边有病，而左侧疼痛，下部有病而上部疼痛，上部有病，而下部疼痛，这是逆证，出现逆证的，死，难以治好。

2.脉来沉取濡而欲绝，轻取或推手而不至的，半月死。

3.脉来微细而欲绝的，人病当死。

4.人有病而脉无病的，生。脉有病而人无病的，死。

5.人患尸厥病，突然昏倒，不省人事，呼唤而不应答，脉来欲绝的，死。

6.脉象应当大，反而小的，死。

7.肥胖的人脉象细小如丝，欲断绝的，死。

8.衰弱的人诊得躁动脉的，死。

卷 六

肝足厥阴经病证第一

原文

1.肝气虚,则恐;实,则怒。肝气虚,则梦见园苑生草,得其时,则梦伏树下不敢起。肝气盛,则梦怒。厥气客于肝,则梦山林树木。

2.病在肝,平旦慧,下晡甚,夜半静。

3.病先发于肝者,头目眩,胁痛支满;一日之脾,闭塞不通,身痛体重;二日之胃,而腹胀;三日之肾,少腹腰脊痛,胫酸;

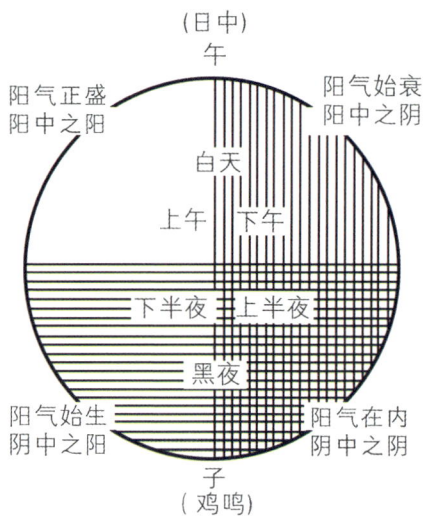

十日不已，死。冬日入，夏早食。

4. 肝脉搏坚而长，色不青，当病坠堕，若搏，因血在胁下，令人喘逆。若软而散，其色泽者，当病溢饮。溢饮者，渴暴多饮，而溢（一作易）入肌皮肠胃之外也。

解析

1. 肝气虚则容易产生恐惧，肝气实则容易发怒。肝气虚则会梦见花园里萌生青草，如果逢肝旺之时，则会梦见自己伏于树下不敢起。肝气盛就会梦中多怒。邪气侵犯到肝，就会梦见山林树木。

2. 患肝病的人，每到清晨天刚亮时神志比较清爽，到傍晚病情就比较重，到半夜便安静了。

3. 疾病先发生在肝，会出现头晕目眩，胁痛胀满。如果按相克的次序传变，因木克土，一天后病传入脾，会出现腹部痞满，闭塞不通，身体疼痛、沉重。因脾胃表里相传，再过两天后病传入胃会出现脘腹作胀。因土克水，再过三天后病传入肾，会出现少腹腰脊疼痛，小腿酸楚。如果再过十天病势不减，就会死亡。在冬天多死于日落的申时，夏天多死于吃早饭的卯时。

4. 肝脉搏指坚实而长，面部不见青色的，多为跌仆伤或击打伤等病，因为瘀血积在胁下，会使人喘息气逆。如果脉软而散，面色反而鲜泽的，多患溢饮病。溢饮病是由于口渴暴饮，肝失疏泄，以致水气流入肌肉皮肤之间，在胃肠之外所引起的。

原文

1. 足厥阴之脉，起于大指聚毛之际，上循足跗上廉，去内踝

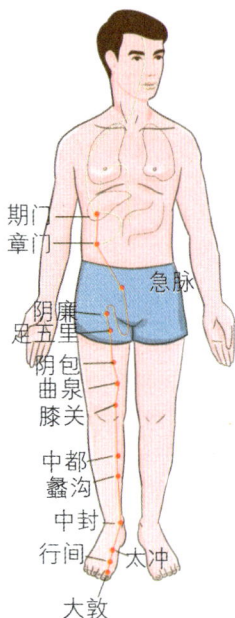

期门
章门
急脉
阴廉
足五里
阴包
曲泉
膝关
中都
蠡沟
中封
行间　太冲
大敦

足厥阴肝经示意图

一寸，上踝八寸，交出太阴之后，上腘内廉，循股，入阴毛中，环阴器，抵少腹，侠胃，属肝，络胆，上贯膈，布胁肋，循喉咙之后，上入颃颡，连目系，上出额，与督脉会于巅。其支者，从目系下颊里，环唇内。其支者，复从肝别贯膈，上注肺中。是动则病腰痛，不可以俯仰，丈夫㿉疝，妇人少腹肿，甚则嗌干，面尘脱色。是主肝所生病者，胸满，呕逆，洞泄，狐疝，遗溺，闭癃。盛者，则寸口大一倍于人迎；虚者，则寸口反小于人迎。

2.足厥阴之别，名曰蠡沟，去内踝上五寸，别走少阳。其别者，循经上睾，结于茎。其病气逆，则睾肿卒疝。实则挺长，热；虚则暴痒。取之所别。

解析

1.足厥阴经脉，起于足大趾丛毛处的边缘，沿足背向上至内踝前一寸处，再由踝向上八寸，交至足太阴经的后面，上膝腘窝内缘，沿大腿内侧上行，入阴毛中，环绕阴器，至少腹，又上行挟于胃的两旁，连属肝脏，络于胆腑，向上穿过膈膜，散布胸胁，再沿喉咙后面，绕行到面部至颚骨的上窍，连于目系，上出额部，与督脉会合于头顶中央。有一条支脉，从目系下走颊内，环绕唇内；又一条支脉，从肝脏别出贯穿膈膜,上注于肺中,与手太阴肺经相接。本经受病,会发生腰痛不能俯仰,男子㿗疝,妇女少腹肿,病重的咽喉发干,面色灰暗不润泽如蒙尘垢等症状。本经所属肝脏发生病变,会出现胸中满闷、呕吐、气逆、泄泻不止,狐疝、遗尿或小便不得通利等症状。这些病,邪气盛的则寸口脉比人迎脉大一倍;正气虚的则寸口脉反而小于人迎脉。

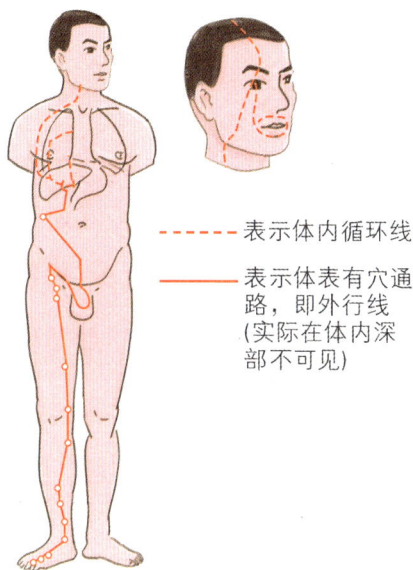

----- 表示体内循环线

—— 表示体表有穴通路,即外行线
(实际在体内深部不可见)

足厥阴肝经循行图

2. 足厥阴的别络,名叫蠡沟,它起于足内踝上五寸处的蠡沟穴,别行交入足少阳胆经。它的别络上行,沿胫骨内侧,上至睾丸,络结于阴茎。如果本络邪气上逆,就会出现睾丸肿大,突发疝痛。邪气实则阴茎易于勃起,虚热则阴部奇痒。治疗时取本经别络上的蠡沟穴。

胆足少阳经病证第二

原文

1. 胆病者,善太息,口苦,呕宿汁,心澹澹恐,如人将捕之,嗌中介介然,数唾。候在足少阳之本末,亦见其脉之陷下者;灸

膝阳关

腓骨小头

阳陵泉

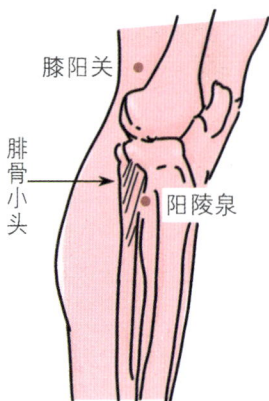

之；其寒热，刺阳陵泉。善呕，有苦汁，长太息，心中澹澹，善悲恐，如人将捕之。邪在胆，逆在胃，胆溢则口苦，胃气逆则呕苦汁，故曰呕胆。刺三里，以下胃气逆；刺足少阳血络，以闭胆；却调其虚实，以去其邪也。

2. 胆胀者，胁下痛胀，口苦，太息。

3. 气客于胆，则梦斗讼。

解析

1. 胆病的症状，是常常叹息，口苦，呕出隔夜的食汁苦水，心跳不宁，惊恐不安，好像有人要捕捉他一样，咽部如有物梗阻，常吐唾。在足少阳经起点到终点的循行通路上，也会出现脉络下陷，可以用灸法治疗；如果出现寒热的，可以针刺阳陵泉穴（小腿的外侧，腓骨小头前下方的凹陷处）。病人频繁呕吐苦水，长长地叹气，心跳不宁，常常悲伤恐惧，好像有人要捕捉他，这是因为病邪在胆，侵犯于胃，胃失和降而上逆，胆汁上溢则口苦；胆胃不和，胃气上逆则呕吐苦水，因此称为呕胆。治疗方法，针刺三里穴以降胃气，针刺足少阳经络穴以安胆腑，再调其虚实以驱邪气。

2. 胆胀病的症状，是胁下胀满疼痛，口苦，叹息。

3. 邪气侵犯胆，会出现梦中与人斗殴、打官司。

心手少阴经病证第三

卷
六

原文

1. 心气虚，则悲不已；实，则笑不休。心气虚，则梦救火，阳物，得其时则梦燔灼。心气盛，则梦喜笑及恐畏。厥气客于心，则梦丘山烟火。

2. 病在心，日中慧，夜半甚，平旦静。

3. 病先发于心者，心痛。一日之肺，喘咳。三日之肝，胁痛支满。五日之脾，闭塞不通，身痛体重。三日不已，死。冬夜半，夏日中。

4. 心脉搏坚而长，当病舌卷不能言。其软而散者，当病消渴，自已。

5. 心脉沉之小而紧，浮之不喘，苦心下聚气而痛，食不下，喜咽唾，时手足热，烦满，时忘，不乐，喜太息，得之忧思。

解析

1. 心气虚则容易悲伤不已，心气实则容易喜笑不止。心气虚会梦见救火、阳物。如果逢心旺之时，会梦见大火燔灼。心气盛会梦见喜笑和可怕的事物。邪气侵犯心部，会梦见山丘和烟火。

2. 患心病的人，每到中午精神比较清爽，到半夜病情就比较重，清晨便安静了。

3. 疾病先发生在心，会出现心痛。如果循着相克的次序传变，因火克金，一天后病传于肺，会出现喘息、咳嗽。因金克木，再过三天后病传于肝，会出现胁痛胀满。因木克土，再过五天后病传于脾，会出现腹部痞满闭塞不通，身体疼痛沉重。如果再过三天病势不减，就会死亡。在冬天多死于半夜子时；夏天多死于中午午时。

4. 心脉搏指坚实而长，是心经邪盛，会出现舌卷曲，不能言语。心脉软而散，会出现消渴症状；又由于心脉软散为不足，心火不积，所以消渴可能又会自愈。

5. 心脉沉按小而紧，浮取并不急疾，会出现心下有气结聚而疼痛，饮食不能下，常吞唾液，手足常热，心烦胸满，善忘，心情不悦，常常叹息，这是由于忧思太过所致。

原文

1. 手心主之脉，起于胸中，出属心包，下膈，历络三焦。其支者，循胸，出胁，下腋三寸，上抵腋，下循臑内，行太阴少阴之间，入肘中，下臂，行两筋之间，入掌中，循中指出其端。其支者，别掌中，循小指次指出其端。是动则病手心热，肘臂挛急，腋肿，甚则胸胁支满，心中澹澹大动，面赤目黄，喜笑不休。是主脉所生病者，

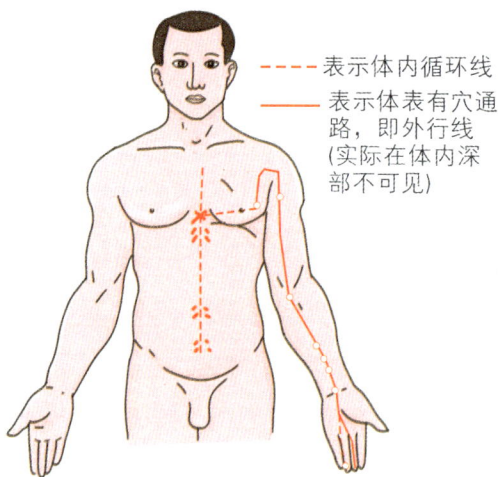

- - - - 表示体内循环线
—— 表示体表有穴通路，即外行线（实际在体内深部不可见）

手厥阴心包经循行图

烦心，心痛，掌中热。盛者，则寸口大一倍于人迎；虚者，则寸口反小于人迎也。

2. 手心主之别，名曰内关，去腕二寸，出于两筋间，循经以上，系于心包，络心系。气实则心痛，虚则为烦心，取之两筋间。

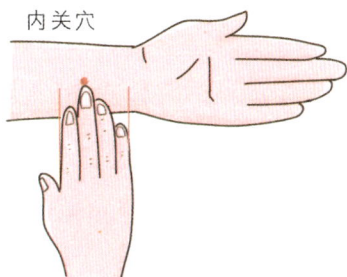

内关穴

内关穴示意图

3. 心病，烦闷，少气，大热，热上荡心，呕吐，咳逆，狂语，汗出如珠，身体厥冷。其脉当浮，今反沉濡而滑；其色当赤，而反黑者，此是水之克火，为大逆，十死不治。

解析

1. 心主的脉，起于胸中，出属心包络，下过膈，依次联络三焦。它的支脉，由胸部循行到胁，再到腋下三寸，向上行到腋窝，再向下行，沿着上臂内侧行于手太阴和手少阴两经的中间，走入肘中，向下沿着前臂的两筋之间进入掌中，沿着中指直达指尖；又一支脉由掌中沿无名指的小指侧直达指尖，与手少阳经相接。本经受病，会出现手心热，肘臂拘挛，腋肿，甚则胸胁胀满，心跳不宁，面赤，目黄，喜笑不止。本经所主脉发生病变，会出现心烦，心痛，掌中热。这些病，邪气盛的则寸口脉比人迎脉大一倍，正气虚的则寸口脉反而小于人迎脉。

2. 手心主厥阴经的别络，名叫内关。它起于腕后内侧二寸处的内关穴，从两筋中间出来，循本经上行，系于心包，联络心系。如果邪气实，则心痛；正气虚则烦心。针刺治疗，取腕上内侧两筋之间二寸处。

3. 心病，烦闷，少气，大热，自觉有热气上冲心胸，呕吐，咳嗽气逆，言语发狂，汗出像水珠一样，身体冰冷，脉象应当浮，现在反而沉软而滑，面色应当赤，现反而发黑，这是水克火，是大为反常的逆证，无法救治，一定会死。

小肠手太阳经病证第四

原文

手太阳之脉，起之于小指之端，循手外侧，上腕，出踝中，直上，循臂骨下廉，出肘内侧两骨之间，上循臑外后廉，出肩解，绕肩甲，交肩上，入缺盆，向腋，络心，循咽，下膈，抵胃，属小肠。其支者，从缺盆循颈上颊，至目兑眦，却入耳中。其支者，别颊，上䪼，抵鼻，至目内眦，斜络于颧。是动则病

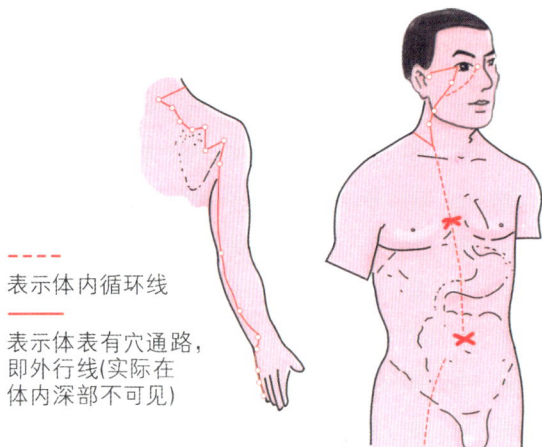

- - - - 表示体内循环线

表示体表有穴通路，即外行线(实际在体内深部不可见)

手太阳小肠经循行图

嗌痛，颔肿，不可以顾，肩似拔，臑似折。是主液所生病者，耳聋，目黄，颊颔肿，颈、肩、臑、肘、臂外后廉痛。盛者，则人迎大再倍于寸口；虚者，则人迎反小于寸口也。

解析

手太阳经脉，起于手小指末端的外侧，沿着手外侧上行到手腕，过腕后小指侧高骨，直向上，沿前臂骨下缘，出肘后内侧，在尺骨鹰嘴与肱骨内上踝的中间，向上沿上臂外侧后缘，出肩后骨缝，绕行肩胛，左右交于肩上，下入于缺盆，向腋窝后，联络心脏，再沿食道向下穿过膈至胃，再向下行连属小肠本腑。有一条支脉，从缺盆沿颈上颊，至眼外角，转入耳内；又一条支脉，从颊别出走入眼眶下面，至鼻再到眼内角，斜行络于颧骨，与足太阳经相接。本经受病，会出现喉咙痛，下颌肿，头不能左右转侧回顾，肩痛如拔，上臂痛如折。本经所主液发生病变，会出现耳聋，目黄，面颊与下颌肿，颈、肩、上臂、肘及手臂外侧后缘等处疼痛。这些病，邪气盛的则人迎脉比寸口脉大二倍；正气虚的则人迎脉反小于寸口脉。

脾足太阴经病证第五

原文

1.足太阴之脉，起于大指之端，循指内侧白肉际，过核骨后，上内踝前廉，上腨内，循胫骨后，交出厥阴之前，上循膝股内

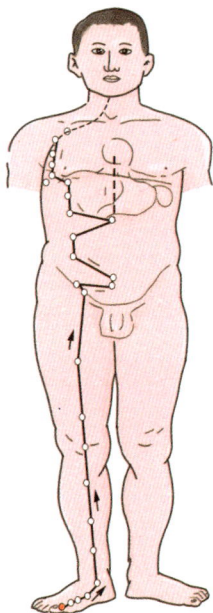

足太阴脾经循行图

前廉，入腹，属脾，络胃，上膈，挟咽，连舌本，散舌下。其支者，复从胃别上膈，注心中。是动则病舌本强，食则呕（一作吐），胃管痛，腹胀，善噫，得后与气，则快然而衰，身体皆重。是主脾所生病者，舌本痛，体不能动摇，食不下，烦心，心下急痛，寒疟，溏，瘕泄，水闭，黄疸，好卧，不能食肉，唇青，强立股膝内痛厥，足大指不用。盛者，则寸口大三倍于人迎；虚者，则寸口反小于人迎也。

2. 足太阴之别，名曰公孙。去本节后一寸，别走阳明。其别者，入络肠胃，厥气上逆，则霍乱。实则腹中切痛，虚则鼓胀。取之所别。

3. 脾病，其色黄，体青，失溲，直视，唇反张，爪甲青，饮食吐逆，体重节痛，四肢不举。其脉当浮大而缓，今反弦急，其色当黄，今反青，此是木之克土，为大逆，十死不治。

解析

1. 足太阴经脉，起于足大趾尖端，沿大趾内侧赤白肉分界处，经过大趾本节后的圆骨后面，上行至足内踝的前方，再上行入小腿肚的内侧，沿胫骨后方，穿过足厥阴肝经的前面，上行经过膝及大腿内侧的前缘，直达腹内，连属脾脏，络于胃腑，再向上穿过膈，挟行咽喉，连于舌根，散于舌下。它的支脉，从胃别出，上行过膈，注于心中，与手少阴经相接。本经受病，会舌根强硬，食即呕吐，胃脘疼痛，腹胀，嗳气，在解大便或转矢气后，会觉得松快并且有食欲，但身体仍感沉重。本经所属的脾脏发生病变，会出现舌根疼痛，身体不能动摇，食不下，心烦不安，心下掣引作痛的，寒疟，大便溏泄或下痢，或小便不通，或面、目、肌肤发黄而成黄疸，嗜卧，不喜吃肉类油腻的食物，唇色发青，如果勉强站立，则大腿、膝内侧痛而厥冷，足大趾不能运动。这些病，邪气盛的则寸口脉比人迎脉大三倍；正气虚的则寸口脉反而小于人迎脉。

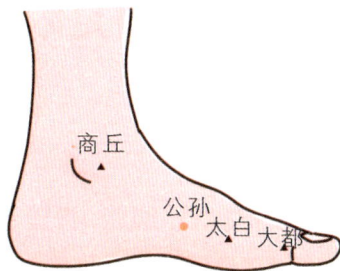
公孙穴示意图

2.足太阴的别络，名叫公孙，它起于足大趾本节后一寸处的公孙穴，别行入于足阳明经，它别出上行的脉入腹，络于肠胃。如果病气上逆，则会发生霍乱；邪气盛，则腹中剧痛；正气虚，则腹胀如鼓。在治疗上，取本经所别出的络穴公孙。

3.患脾病的人，面色黄，肌肤带有青色，遗尿不禁，目直视，唇外翻，爪甲发青，饮食后即吐，身体沉重，关节痛，手足不能上举等。脉应当浮大而缓，现反而弦急；肌肤应当黄色，而反见青色，这是木克土，是大为反常的逆证，无法救治，一定会死亡。

胃足阳明经病证第六

原文

1. 胃病者，腹胀，胃管当心而痛，上支两胁，膈咽不通，饮食不下，取三里。

2. 饮食不下，膈塞不通，邪在胃管。在上管，则抑而刺之。在下管，则散而去之。

3. 胃脉搏坚而长，其色赤，当病折髀，其软而散者，当病食痹，髀痛。胃中有癖，食冷物者，痛，不能食；食热即能食。胃胀者，腹满，胃管痛，鼻闻焦臭，妨于食，大便难。

解析

1. 胃病的症状，是腹胀满，胃脘当中疼痛，向上至两胁支撑作胀，胸膈与咽部阻滞不通，饮食不下。治疗当取足三里穴。

2. 饮食不下，胸膈部阻滞不通，是病邪在胃脘。如果邪在上脘，应当用抑制的手法针刺；如果邪在下脘，应当用散泄的手法针刺。

3. 胃脉搏指坚实而长，面色赤，会出现髀痛如折；如果脉软而散，会患食入则脘中痛闷，吐出乃止的食痹病，并且髀痛。胃中有痞积，吃冷物则胃痛不能食，吃热物则能食。胃胀的症状，是腹部胀满，胃脘疼痛，鼻中如闻焦臭气味，饮食受到妨碍，大便困难。

肺手太阴经病证第七

1.肺之积，名曰息贲，在右胁下，覆大如杯。久久不愈，病洒洒寒热，气逆喘咳，发肺痈，以春甲乙日得之，何也？心病传肺，肺当传肝，肝适以春王，王者不受邪，肺复欲还心，心不肯受，因留结为积。故知息贲以春得之。

2.肺病，其色白，身体但寒无热，时时咳，其脉微迟，为可治。宜服五味子大补肺汤、泻肺散。春当刺少商，夏刺鱼际，皆泻之。季夏刺太渊，秋刺经渠，冬刺尺泽，皆补之。又当灸膻中百壮，背第三椎二十五壮。

3.肺病者，必喘咳，逆气，肩息，背痛，汗出，尻、阴、股、膝挛，髀、腨、胻、足皆痛。虚则少气，不能报息，耳聋，嗌干。取其经手太阴，足太阳之外、厥阴内、少阴血者。

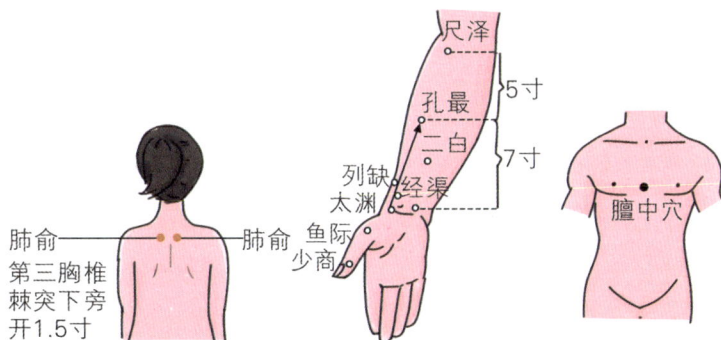

少商、鱼际、太渊、经渠、尺泽、膻中、肺俞穴位示意图

4.邪在肺,则皮肤痛,发寒热,上气,气喘,汗出,咳动肩背。取之膺中、外输,背第三椎之旁,以手痛按之快然,乃刺之,取之缺盆中以越之。

解析

1.肺积病,名叫息贲,在右胁下,大如覆着的杯子一般,日久不愈,病人恶寒发热,气逆喘咳,发为肺痈。此病是春天甲乙日得的,这是什么道理呢？因心病传肺,肺当传给肝,但是肝木在春天当旺,肝木旺时是不受邪的,肺又欲还邪给心,心不肯受,因此留结而为积,所以知道息贲是春季得的。

2.肺病患者,面色白,自觉畏寒无热,时时作咳,如果脉象微迟,这是可以治疗的。应该服五味子大补肺汤、泻肺散。春天当刺少商穴,夏天针刺鱼际穴,都用泻的手法。季夏针刺太渊穴,秋天针刺经渠穴(桡骨茎突内侧,腕横纹上1寸),冬天针刺尺泽穴,都用补的手法。同时灸膻中百壮,背第三椎二十五壮。

3.肺病患者,多会出现咳喘气逆抬肩呼吸,背痛,出汗,尻、阴股、膝部痉挛,大腿骨、小腿肚、胫骨、足等处均痛,这些是属于肺实的症状。如果肺虚,会有气短不足,呼吸不能接续,耳聋不聪,咽部干燥。治疗方法,取用手太阴,足太阳经脉的外侧,厥阴经脉的内侧,少阴经的经穴,刺出血。

4.邪气侵肺,就会发生皮肤疼痛,发热恶寒,气上逆而喘,汗出,咳嗽牵引到肩背疼痛。治疗可取侧胸上部的中府、云门穴,以及背部第三椎旁的肺俞穴,先以手重压其处,若患者觉得爽快,然后再进针。同时可取缺盆穴以散越肺中的邪气。

大肠手阳明经病证第八

手阳明之脉，起于
大指次指之端外侧，循
指上廉，出合谷两骨之
间，上入两筋之中，循
臂上廉，上入肘外廉，
循臑外前廉，上肩，出
髃骨之前廉，上出柱骨
之会上，下入缺盆，络
肺，下膈，属大肠。其支

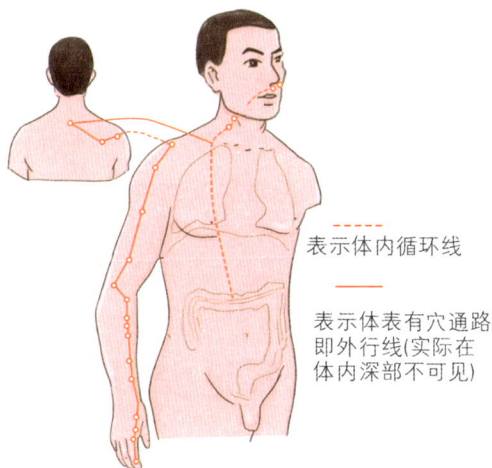

表示体内循环线

表示体表有穴通路
即外行线(实际在
体内深部不可见)

手阳阴大肠经循行图

者，从缺盆直入，上颈，贯颊，入下齿缝中，还出侠口，交人中，左
之右，右之左，上侠鼻孔。是动则病齿痛，颈肿。是主津所生病者，
目黄，口干，鼽衄，喉痹，肩前臑痛，大指次指痛不用。气盛有余，
则当脉所过者热肿；虚，则寒栗不复。盛者，则人迎大三倍于寸
口；虚者，则人迎反小于寸口也。

解析

手阳明经脉，起自食指尖端，沿着食指的拇指侧，出合谷，通过
第一、二、三掌骨的中间，向上入腕上至拇指后，从两筋中间凹陷处，

卷
六

085

沿前臂上方至肘外侧，再沿上臂外侧前缘，上肩，出肩峰前缘，上出于天柱骨，与诸阳经相会于大椎穴上，再向前入缺盆，联络肺脏，向下穿过膈，连属大肠腑。其支脉从缺盆上颈，通过颊部，下入齿龈中，回转绕至上唇，左脉向右，右脉向左，交叉于人中，又上行挟鼻孔两侧。本经受病，就会发生牙齿痛、颈部肿。凡本腑所主津液而发生的病变，可表现为眼睛发黄，口中发干，鼻塞或出血，喉中肿闭，肩前及上臂作痛，拇指和食指疼痛，不能屈伸。本经气盛而有余，在经脉循行的部位上发热而肿；气虚不足，则恶寒战栗，难于恢复温暖。邪气盛，则人迎脉比寸口脉大三倍；正气虚，则人迎脉反小于寸口脉。

肾足少阴经病证第九

原文

1. 肾气虚，则厥逆；实，则胀满，四肢正黑。肾气虚，则梦见舟船溺人，得其时，梦伏水中，若有畏怖。肾气盛，则梦腰脊两解不相属。厥气客于肾，则梦临渊，没居水中。

2. 病在肾，夜半慧，日乘四季甚，下晡静。

3. 病先发于肾，少腹腰脊痛，胫酸，三日之膀胱，背膂筋痛，小便闭，二日上之心，心痛，三日之小肠，胀，四日不已，死。冬大晨，夏晏晡。

4. 肾脉搏坚而长，其色黄而赤，当病折腰，其软而散者，当病少血。

1. 肾气虚，则四肢寒冷；肾气实，则胀满，四肢纯黑色。肾气虚会梦见舟船翻覆，人被淹溺。如得水旺盛时，会梦见自己伏在水中感到恐怖。肾气盛，会梦见自己腰脊分离不相连属。邪气侵犯肾脏，会梦见涉深水，或淹没在水中。

2. 病在肾，子时精神清爽；在每日的辰、戌、丑、未四个时辰病势加重；傍晚申时始渐安静。

3. 疾病先发生在肾，则出现小腹、腰脊疼痛，小腿发酸。三天后病邪传入膀胱，会出现背部筋痛，小便不通。再过二天，病邪向上传到心，会出现心痛。再过三天，病邪传到小肠，会出现腹胀。如果再过四天不愈，就会死，冬天多死于天亮寅末卯初，夏天多死于黄昏戌时。

4. 肾脉搏指坚实有力而长，病人颜色黄而赤，会出现腰痛如折。若脉软而散，当患精血虚少。

膀胱足太阳经病证第十

原文

足太阳之脉，起于目内眦，上额，交巅上。其支者，从巅至耳上角。其直者，从巅入络脑，还出别下项，循肩髆内，侠脊，抵腰中，入循膂，络肾，属膀胱。其支者，从腰中下会于后阴，下贯臀，入腘中。其支者，从髆内，左右别下，贯胂（一作肺），过髀枢，循髀外后廉，下合腘中，以下贯腨内，出外踝之后，循京骨，至小指外侧。

表示体内循环线

表示体表有穴通路，即外行线（实际在体内深部不可见）

足太阳膀胱经循行图

是动则病冲头痛，目似脱，项似拔，脊痛，腰似折，髀不可以曲，腘如结，腨如裂，是为踝厥。是主筋所生病者，痔，疟，狂，颠疾，头脑顶痛，目黄，泪出，鼽衄，项、背、腰、尻、腘、腨、脚皆痛，小指不用。盛者，则人迎大再倍于寸口；虚者，则人迎反小于寸口也。

解析

足太阳经脉，起于眼内角，上行至额部，交会于巅顶。支脉从巅顶到耳上角；其直行的脉，从巅顶入内络脑，复从脑后下行项后，沿肩胛骨的内侧，挟行于脊柱的两旁，直达腰中部，沿脊柱两旁深层的肌肉行走，联络于肾脏而再入属膀胱本腑。从腰中分出支脉，下会于后阴，穿过臀部，直入膝腘窝中；又一支脉，从左右肩胛骨分出，挟脊下行通过髋骨，过至髀枢，再沿大腿外侧后缘向下行，与前一支脉会合于膝腘窝中，由此再向下通过小腿肚，出外踝骨的后方，沿小趾本节后的京骨，至小趾外侧尖端。本经受病，会发生气上冲而头痛，疼痛剧烈时，眼睛像要脱出，颈部如同被牵引一样僵直，脊柱疼痛，腰似折断，大腿不能伸屈，膝腘窝部筋脉像被捆住，不能随意运动，小腿肚痛似撕裂，这叫踝厥。本经所主筋发生病变，会出现痔疮、疟疾、发狂、癫疾，头顶痛，眼睛发黄，流泪，鼻流涕或出血，项、背、腰、尾骶骨、膝窝、腿肚、脚等处都疼痛，足小趾也不能活动。如果本经气盛，则人迎脉比寸口脉大两倍；气虚的，则人迎脉反而小于寸口脉。

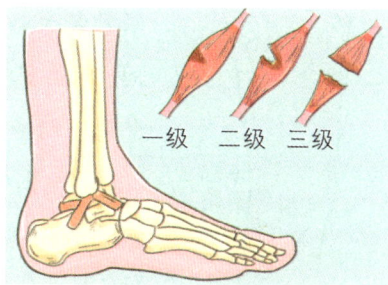

一级　二级　三级

踝厥示意图

三焦手少阳经病证第十一

卷六

原文

1. 三焦病者，腹胀气满，小腹尤坚，不得小便，窘急，溢则为水，留则为胀。候在足太阳之外大络，在太阳、少阳之间，亦见于脉，取委阳。少腹病肿，不得小便，邪在三焦，约取太阳大络。视其络脉与厥阴小络结而血肿者，上及胃脘，取三里。

2. 三焦胀者，气满于皮肤，壳壳然而不坚，不疼。

3. 热在上焦，因咳为肺痿。热在中焦，因腹坚。热在下焦，因溺血。

解析

1. 三焦病的症状，是腹胀满，小腹尤为硬满，因小便不利而感到痛苦迫急，水溢于肌肤则水肿，停留在腹部则腹胀。可以观察足太阳

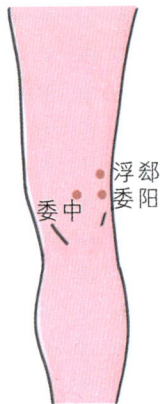

经外侧大络的变化，大络在足太阳与足少阳之间，三焦有病，也可见到脉的异常，治疗时取三焦的下腧委阳穴。少腹肿，小便不利，这是邪在三焦，气化失常所致，治疗时取太阳经的大络，诊察其络脉与厥阴小络的变化，如果因血结而肿，上连胃脘的，治疗时取三里。

2. 三焦胀病，气充满于皮肤之间，以手按之处坚硬而中空，疼痛反不明显。

3. 热在上焦，肺失宣降，因而咳嗽，久咳则肺伤，可以形成肺痿。热在中焦，脾胃受病，因而会出现腹部硬满，大便不通。热在下焦，肾与膀胱受邪，因此会出现尿血。

卷 七

病不可发汗证第一

本篇全面论述了不可用发汗之法的脉证以及失治误治所导致的变证。

原文

1. 少阴病，脉细沉数，病为在里，不可发其汗。

2. 脉浮而紧，法当身体疼痛，当以汗解。假令尺中脉迟者，不可发其汗，何以知然？此为荣气不足，血微少故也。

3. 少阴病，脉微（一作濡而微弱），不可发其汗，无阳故也。

4. 脉濡而弱，弱反在关，濡反在巅，微反在上，涩反在下，微则阳气不足，涩则无血。阳气反微，中风汗出而反躁烦，涩则无血，厥而且寒。阳微发汗，躁不得眠。

5. 动气在右，不可发汗。发汗则衄而渴，心苦烦，饮即吐水。

6. 动气在左，不可发汗。发汗则头眩，汗不止，筋惕肉瞤。

解析

1. 少阴病，脉象常表现为沉细而数，是病在里的表现，这时不可以用发汗的方法，如果误用发汗之法，就会伤津，甚至会出现亡阳。

当然，如果病为少阴里虚寒证兼含有太阳病表证的情况，是可以用发汗法的，例如麻黄细辛附子汤。书中的特指脉数而沉细，是少阴病之里虚寒证，所以不可以发汗。

2. 病人脉浮而紧，这是太阳伤寒证的主脉象，会出现身体疼痛的症状，此时当用发汗的方法来解表祛邪。但如果尺部的脉搏出现迟象时，就不能用发汗法了。这是营气不足，阴血亏损的缘故。《内经》云"夺血者无汗"，血与汗有着密不可分的关系，如果患者营血不足，用汗法会使营血更伤甚至引发其他变证，也就是说当伤寒兼有气血虚弱的情况下禁用发汗。

3. 少阴病，脉象微弱，这时阳气已经亏虚，不可以用汗法。少阴病阳虚证禁汗，阴虚病禁下，因为无论是汗法还是下法，均为攻邪之法，故不可用。

4. 脉象既湿润又无力，寸脉表现得弱则问题在关部，尺脉表现得濡则问题出现在头顶寸部微脉是阳气不足的表现，尺部涩脉是阴血不足的表现。阳气不足则卫外不固，则伤风汗出，汗出则反至烦躁；尺脉涩是阴血亏损，不能与阳气相接，血少不能荣于四肢，故手足厥冷，形寒怕冷。若阳气衰微而误用发汗，必致阳气更虚，躁烦更甚，不得安睡。

5. 动气，即脐周围的搏动，动气在脐之右时，是肺气虚，不可发汗，如果误用，会产生鼻衄，口渴，心里烦闷，饮水即吐的变证。

6. 动气在脐之左时，是肝气虚，不可发汗。如果误用，容易产生头晕目眩，汗出不止，肌肉抽掣跳动的变证。

病可发汗证第二

本篇论述各种宜用发汗法治疗的脉象及治疗法。

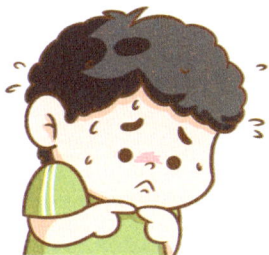

原文

1. 大法，春夏宜发汗。

2. 凡发汗，欲令手足皆周至，漐漐一时间益佳，但不欲如水流离。若病不解，当重发汗。汗多则亡阳，阳虚不得重发汗也。

3. 凡服汤药发汗，中病便止，不必尽剂也。

4. 凡云可发汗而无汤者，丸散亦可用，要以汗出为解，然不如汤随证良。

5. 太阳病，外证未解，其脉浮弱，当以汗解，宜桂枝汤。

6. 太阳病，脉浮而数者，可发其汗，属桂枝汤证。

7. 阳明病，脉迟，汗出多，微恶寒，表为未解，可发其汗，属桂枝汤证。

8. 夫病脉浮大，问病者，言但便坚耳。设利者为虚，大逆。坚为实，汗出而解，何以故？脉浮，当以汗解。

9. 伤寒, 其脉不弦紧而弱, 弱者必渴, 被火必谵语。弱者发热, 脉浮, 解之, 当汗出愈。

10. 病者烦热, 汗出即解, 复如疟状, 日晡所发热, 此属阳明。脉浮虚者, 当发其汗, 属桂枝汤证。

11. 太阳病, 初服桂枝汤, 而反烦不解者, 法当先刺风池风府, 却与桂枝汤则愈。

解析

1. 春夏二季为阳气较盛的季节, 气温一般高于体温, 此时若外感伤寒, 多宜发汗。

2. 凡是服发汗剂, 都要使病人汗出至四肢, 并要微汗, 一个时辰左右最为适宜, 切忌大汗淋漓。如果疾病症状没有减轻, 可以再次服用发汗剂。但要注意不要发汗过多, 汗出多则阳气散, 所以阳虚患者不适宜用汗法。

3. 凡服发汗汤药者, 应中病即止, 不必非把药剂服完, 以防伤正, 不单是发汗药, 其他吐下药诸法皆是如此。

4. 凡是需要用发汗之法者, 无汤剂时, 也可以用丸、散代替, 但是丸、散剂组成比较呆板, 不如汤剂可以随证加减灵活变通。

5. 太阳病, 表证未解, 脉浮弱, 此时为表虚者, 当以桂枝汤发汗解肌。

6. 太阳病, 脉浮数者, 属风热表证, 应辛凉解表, 用桂枝汤, 文中疑"数"应为"弱"或"紧"之误。

7. 阳明病, 脉迟有力, 汗出多, 微怕冷, 为太阳表虚之证, 仍需发其汗, 可用桂枝汤发汗解表。

8.病人脉浮大，问病人大便硬吗？如果大便不硬，则为里虚证，治疗时不可用汗法，否则会引起逆证。大便硬为里实，里气不虚，可用汗解，这是因为表证脉浮大，是邪在表，汗出解而里自和，大便自然会通。

9.伤寒病，脉不弦紧而弱，脉弱的病人一定口渴，如果用火熏治疗，一定会引起邪热内盛而神昏。如果脉象浮弱，有发热者，则说明仍有表邪，应以发汗之法治之，汗出则病愈。

10.病者出现烦热症状，汗出则痊愈。如果疾病再次发作，像疟疾一样反复，每到傍晚时发热，这就是阳明病的症状了，阳明病当以脉证和参以决定治法，如果脉虚浮，则为表证未解之证，属桂枝汤治疗范畴。

11.太阳病，初服桂枝汤，反而更加烦闷的，为太阳中风邪气较重的情况，应先针刺风池、风府，然后再服桂枝汤，病就会痊愈。

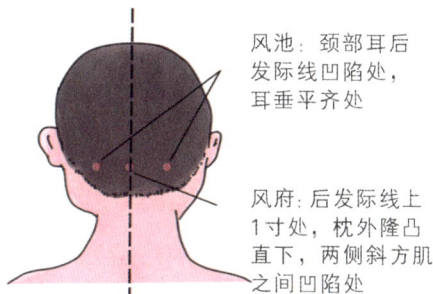

风池：颈部耳后发际线凹陷处，耳垂平齐处

风府：后发际线上1寸处，枕外隆凸直下，两侧斜方肌之间凹陷处

风池穴、风府穴示意图

病发汗以后证第三

本篇论述运用发汗法之后出现的各种脉象及症状。

原文

1.二阳并病，太阳初得病时，发其汗，汗先出，复不彻，因转属阳明，续自微汗出，不恶寒。若太阳证不罢，不可下，下之为逆，

如此者，可小发其汗。设面色缘缘正赤者，阳气怫郁在表，当解之，熏之。若发汗不大彻，不足言，阳气怫郁不得越。当汗而不汗，其人躁烦，不知痛处，乍在腹中，乍在四肢，按之不可得，其人短气但坐，汗出而不彻故也。更发其汗即愈。何以知其汗不彻？脉涩，故以知之。

2. 未持脉时，病人叉手自冒心。师因教试令欬而不即欬者，此必两耳无所闻也。所以然者，重发其汗，虚故也。

3. 发汗后，饮水多者必喘。以水灌之亦喘。

4. 发汗后，水药不得入口为逆。若更发其汗，必吐下不止。

5. 阳明病，本自汗出，医复重发其汗，病已差，其人微烦，不了了，此大便坚也，以亡津液，胃中干燥，故令其坚。当问小便日几行，若本日三四行，今日再行者，必知大便不久出，今为小便数少，津液当还入胃中，故知必当大便也。

6. 发汗多，又复发其汗，此为亡阳。若谵语、脉短者，死；脉自和者，不死。

7. 伤寒发其汗，身目为黄，所以然者，寒湿相搏，在里不解故也。

8. 病人有寒，复发其汗，胃中冷，必吐蛔。

解析

1. 太阳未愈，又出现阳明病的症状，在太阳病初起时，就用了发汗的方法，但汗出不透，因而病势逐渐由太阳病转到阳明病，症状为继续微微出汗，不恶寒。如果太阳表证仍在，不可用攻下法，攻下则成为逆证。这种情况可以少量发汗，可用麻黄桂枝各半汤。如果病人满脸发红，是表邪郁结在肌表的表现，应当用发汗与外熏的方法。如果发汗不彻底，即使汗出也是微微出汗，这是表邪郁结，无从外解。应当发汗而不发汗，病人就会出现烦躁不安，不知疼痛在何处，一时在腹中，一时在四肢，也按摸不到什么，且病人短气，只能端坐，这是因为汗出不透的缘故，可用桂枝麻黄各半汤、桂枝二麻黄一汤、桂枝二越婢一汤小发汗之法再发汗即可痊愈。怎么知道是汗出不透的？因为脉有涩象，所以知道。

2. 未诊脉时，病人两手交叉盖于心胸部位，才会觉得舒服，医生让病人咳嗽，而病人没有即刻做出反应，这一定是由于病人耳聋，听不见医生的话。形成这样的原因，是因为发汗太过，导致心阳虚，病人身体虚弱，可以用桂枝甘草汤治疗。

3. 患者用发汗法之后，如果饮水过多，必然会引发喘，如果洗浴，也会出现喘证，这是因为发汗后津亡，胃津液流失，所以欲饮水，而水不停于中焦、下焦则没有心悸等症状，水停于上焦必喘。

4. 发汗以后，阳气外浮，胃气逆，导致汤药不能下咽，是一种不良的现象，如果再行发汗，就会导致水入即吐以及泄泻等症状。

5. 阳明病，本来就自然汗出，医生又重发汗，虽然症状已经解除，但患者还觉得心中微烦、不适，这是由于肠枯液燥，汗出太过，津液亏虚，胃肠干燥，导致大便干结。此时医者应当询问病人的小便情况，如果患者小便本来一天三四次，现在只有两次，就知道大便不久会自通，因为小便次数减少，说明津液回入胃肠之中，不久就会大便了。

6.病人经过发汗，汗出已多，如再行发汗，就会因阴液走泻而亡阳。此时如果阳明经热，上逆心包累及心神则见谵语，气血不足以推动血液，导致脉短的，这是真气耗伤的危证；如果脉不短而血脉平和的，是病情好转的征兆。

7.伤寒发汗后，寒湿蕴结于里外，且发汗过后中阳不足，会导致周身及面目都发黄。

8.病人平素有阳气不足，中焦虚寒，即使有表证也不可以发汗，只能用温中助阳的方法，如果发汗，必导致阳气外越，胃肠中寒证加重，如果肠道有蛔虫寄生，蛔虫不安则上行，必然会吐出蛔虫。

病不可吐证第四

本篇论述不可用涌吐法治疗的病证以及误治后的变证。

原文

1.太阳病，当恶寒而发热，今自汗出，反不恶寒发热，关上脉细而数，此医吐之过也。若得病一日、二日吐之，腹中饥，口不能食。三日、四日吐之，不喜糜粥，欲食冷食，朝食暮吐，此医吐之所致也，此为小逆。

2.太阳病，吐之者，但太阳当恶寒，今反不恶寒，不欲近衣，此为吐之内烦也。

3.少阴病，饮食入则吐，心中温温欲吐，复不能吐，始得之，手足寒，脉弦迟，此胸中实，不可下。若膈上有寒饮，干呕者，不可吐，当温之。

4. 诸四逆厥者，不可吐之，虚家亦然。

解析

1. 太阳表证，应当有恶寒发热，现在只是自汗出，反而没有恶寒发热，关脉细数，这是医生误用吐法而引起的胃阳损伤的虚寒证。在得病一二天误吐，病程较短，邪热内陷较浅，病人感到腹中饥饿，但不想吃；在得病三四天误吐的，病程较长，里阴更亏，虚热更甚，病人不喜欢吃糜烂的粥食，想吃冷的食物，早晨吃下去，晚上吐出来，这些都是因为医生误用吐法所导致的变证，但还不十分严重，因为患者尚可进食，可用半夏生姜汤或小半夏汤温中和胃。

2. 太阳病，误治以吐法，太阳病本应有恶寒，现在反而不恶寒，甚至不想多穿衣服，这是因为误吐而引起心中烦闷的缘故。

3. 少阴病，饮食吃下去就吐，心中自觉泛泛欲吐，又吐不出来，这是有形之邪气阻滞胸中气机所致。初得病时，阳气不能外达，四肢发冷，脉象弦迟，这时胸中有实邪，不可使用攻下法，应该用吐法治疗。但如果因胸膈之上有寒饮，寒饮犯胃，气机上逆而发生干呕的，吐法又不能用，应当用温法治疗，方药可选用四逆汤或者理中汤。

4. 由于阳气衰微，阴寒内盛而致四肢厥冷，治疗只能回阳救逆，身体虚弱者也同样不可用吐法或下法，会使阳气愈虚，甚至虚脱而亡。

病可吐证第五

本篇论述可用涌吐法治疗的各种病证。

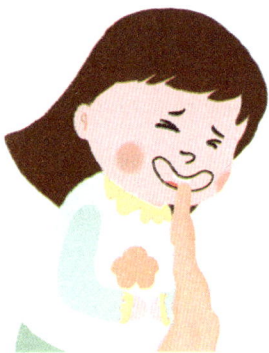

原文

1.大法，春宜吐。

2.凡服汤吐，中病便止，不必尽剂也。

3.病如桂枝证，其头不痛，项不强，寸口脉微浮，胸中痞坚，气上撞咽喉，不得息，此为胸有寒，当吐之。

4.病胸上诸实，胸中郁郁而痛，不能食，欲使人按之，而反有浊唾，下利日十余行，其脉反迟，寸口微滑，此可吐之，吐之利即止。

5.少阴病，饮食入则吐，心中温温欲吐，复不能吐，当遂吐之。宿食在上管，当吐之。

6.病者手足厥冷，脉乍紧，邪结在胸中，心下满而烦，饥不能食，病在胸中，当吐之。

解析

1.一般的治病法则，春季为万物生发的季节，涌吐亦有上升的含义，所以春季宜用吐法。

2. 但凡服用就吐的汤药,取得效果后,即应停服,不必全部服完,以免损伤正气。

3. 病人的症状类似桂枝汤证,但头不痛,脖子活动正常,寸口脉略浮,胸中满而硬,气上冲咽喉,不能正常呼吸,这是痰涎宿食等有形之邪阻滞于胸中,痰涎阻塞食道,气机被遏,应当用涌吐法治疗。

4. 凡上焦痰涎或宿食等阻塞,以致胸中郁闷作痛,气机闭塞不通,以致不能饮食,想要使人按摩胸部缓解,反有污浊的涎沫唾出,腹泻一天十多次,气机阻滞,脉道不畅,故脉迟,邪在上焦,故寸口脉微滑,这样的病,可用吐法治疗,吐后,上焦气机通畅,腹泻自然就会停止。

5. 患少阴病的病人,进食后即吐,感觉想吐,又吐不出来,应当用吐法治疗。宿食停于上脘的,也应当治以吐法。

6. 病人手足厥冷,脉突然呈紧象的,是邪气阻结在胸中,证见心下闷满而烦,腹中饥饿却不能食,烦躁,这是实邪壅塞在胸中的表现,当用吐法治疗。

病不可下证第六

本篇讲述不可用攻下法的各种脉证以及误用所致的各种变证。

原 文

1. 脉濡而弱,弱反在关,濡反在巅,微反在上,涩反在下。微则阳气不足,涩则无血。阳气反微,中风汗出,而反躁烦;涩则无血,厥而且寒。阳微不可下,下则心下痞坚。

2. 动气在右，不可下，下之则津液内竭，咽燥鼻干，头眩心悸。

3. 动气在左，不可下，下之则腹里拘急，食不下，动气反剧，身虽有热，卧反欲蜷。

4. 动气在上，不可下，下之则掌握热烦，身浮冷，热汗自泄，欲水自灌。

5. 动气在下，不可下，下之则腹满，卒起头眩，食则下清谷，心下痞坚。

6. 咽中闭塞，不可下，下之则上轻下重，水浆不下，卧则欲蜷，身体急痛，复下利日十数行。

7. 诸外实，不可下，下之则发微热，亡脉则厥，当脐握热。

8. 诸虚，不可下，下之则渴，引水者易愈，恶水者剧。

解析

1. 病人有关部脉濡而弱，沉取是弱，浮取是濡，寸部见微脉，尺部见涩脉的情况。寸部脉微是阳气不足的表现，尺部脉涩是营血亏虚表现。阳气不足，则中风汗出，躁烦；涩脉是阴血亏损的表现，无法与阳气相接，故手足厥冷，形寒怕冷。阳气衰不可用下法，若误用攻下法则会导致心下痞结胀硬的症状。

2. 动气在脐的右边，为肺气虚，不可用攻下。如果误用攻下，

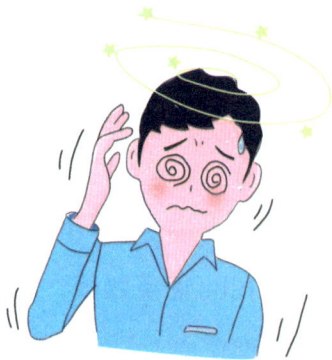

则内伤津液,津液干涸化燥,而引起咽喉和鼻子干燥,肺金不制肝木则木旺,见头眩晕、心跳心慌等症。

3. 动气在脐的左边为肝气虚,勿施攻下。如果误用攻下,会引起中虚而肝气反逆,木横克土,见腹中拘急,饮食不下,动气反而更加严重,虽然身上有热,肝虚而筋脉失养,故喜欢蜷曲而卧,此为真虚假实之证。

4. 动气在脐的上面,勿施攻下,如果误用攻下,会使得心火更旺,所以手心烦热,体表发冷,热随着汗液外泄,津液流失使得患者口渴,想要大量喝水。

5. 动气在脐下为肾气虚,勿施攻下,如误攻下,则肾气更伤,且肾阳受损,火于下,不能蒸化腐熟水谷,所以泄泻下利,阳虚则阴盛,阴寒之气上逆则会引起腹中胀满,心下痞塞,猝然起身而头晕。

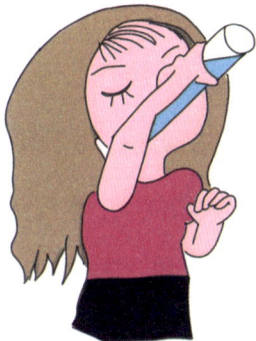

6. 咽喉闭塞的患者,属少阴虚火上炎之证,不可用攻下法,如误用攻下会引起阳衰于下,火浮于上,所以头重脚轻,水浆无法下咽,平躺时喜欢蜷缩一团,身体拘急疼痛,一天腹泻十几次。

7. 凡是表有实邪的证,均不可用攻下法,如误用攻下,则外发微热,无法触及脉象,两手足厥冷,脐部发热。

8. 凡是属虚的病证,攻下法皆不适用,如果误用攻下,会引起口渴,如口渴而想饮水的,胃气损伤程度较轻,是痊愈的征兆,渴而不欲饮水的,是胃气损伤程度较重,是病情更趋严重的征象。

病可下证第七

本篇论述可以用攻下法的各种脉象以及治疗方法。

原文

1. 大法，秋宜下。

2. 凡可下者，以汤胜丸散，中病便止，不必尽三服。

3. 阳明病，发热汗多者，急下之，属大柴胡汤。

4. 少阴病，得之二三日，口燥咽干者，急下之，属承气汤。

5. 少阴病六七日，腹满不大便者，急下之，属承气汤证。

6. 少阴病，下利清水，色青者，心下必痛，口干燥者，可下之，属大柴胡汤、承气汤证。

7. 下利，三部脉皆平，按其心下坚者，可下之，属承气汤证。

8. 阳明与少阳合病而利，脉不负者为顺，负者失也，互相克贼为负。

9. 滑而数者，有宿食，当下之，属大柴胡汤、承气汤证。

10. 伤寒后脉沉，沉为内实（《玉函》云：脉沉实，沉实者，下之），下之解，属大柴胡汤证。

11. 伤寒六七日，目中不了了，睛不和，无表里证，大便难，微热者，此为实，急下之，属大柴胡汤、承气汤证。

12. 太阳病未解，其脉阴阳俱停，必先振，汗出解。但阳微者，先汗之而解；但阴微者，先下之而解，属大柴胡汤证（阴微一作尺实）。

解析

1. 秋季属燥金，其气主降，所以应该用攻下法。

2. 一般使用攻下药时可选用汤剂，用汤剂胜于用丸、散剂，而且大便一通就应当停服，不必服完全剂。

3. 阳明病，发热，汗出很多的，急用攻下，可用大柴胡汤。此处大柴胡汤应做大承气汤用，因病邪已入阳明，里化热而成实，里热熏蒸，迫邪外出，所以发热汗出，应用大承气汤急下。

4. 少阴病，得病二三天，出现燥实伤津而真阴枯竭，所以口燥咽干的，应当攻下，可用承气汤。

5. 少阴病，得病六七天，腹部胀满，大便不通，土燥水竭，导致肾阴耗伤，必须急用攻下，宜用大承气汤。

6. 少阴病，虚寒下利，颜色清晰，夹有完谷不化，如果有心下疼痛，口中干燥的，可攻下，属大柴胡汤、承气汤证。

7. 病人下利，寸、关、尺三部脉都平实有力，腹部按之坚硬的，是燥屎结于里，胃肠欲排却不能，逼迫津液从屎旁流出，见泻下清水，色纯清，发臭的，可用攻下，用承气汤。

8. 当阳明和少阳同时发病，一定会出现下利（腹泻）的病状，如果病患的脉象没有异常，则病情是顺利的，如果脉象异常见病情是不顺利的，这种情况被称为"负"，而"互相克贼"则是指依中医理论少阳（木）克阳明（土）时，这也是"负"的一种表现。

9. 如果见到滑数脉，多为宿食停滞，应当用攻下法，属大柴胡汤承气汤。

10. 患伤寒病愈后,脉沉有力,是内有实邪,用攻下法可解,属大柴胡汤证。

11. 患伤寒病六七天,病人视物模糊不清,眼睛转动欠灵活,没有头痛恶寒的表证和腹满谵语的里证,只有大便困难,轻微发热汗出的,这是阳明腑实燥热内结,应急用攻下,用大柴胡汤、承气汤急下存阴。

12. 太阳病未愈,表证仍在,如果患者本身身体较弱,营卫之气不能达外,此时遇正邪相争,脉象寸、关、尺三部会不显,必出现战栗,汗出后可解。如果是阳脉微弱的病人,要先发汗才会好转;如果是阴脉微弱的病人,则要令其腹泻好转,这些都属于大柴胡汤的实证。

病发汗吐下以后证第八

本篇论治汗、吐、下法之后出现的脉象与治疗方法。

原文

1. 师曰:病人脉微而涩者,此为医所病也。大发其汗,又数大下之,其人亡血,病当恶寒而发热,无休止时。夏月盛热而与(仲景作欲)著复衣,冬月盛寒而与(仲景作欲)裸其体。所以然者,阳微即恶寒,阴弱即发热,故(仲景作医)发其汗,使阳气微,又大下之,令阴气弱。五月之时,阳气在表,胃中虚冷,以阳气内微，不能胜冷，故与（仲景作欲）著复衣。十一月之时，阳气在里，胃中烦热，以阴气内弱，不能胜热，故与（仲景作欲）裸其体。又阴脉迟涩，故知亡血。

2.太阳病三日，已发其汗，吐下、温针而不解，此为坏病，桂枝复不中与也。观其脉证，知犯何逆，随证而治之。

3.脉浮数，法当汗出而愈，而下之，则身体重，心悸，不可发其汗，当自汗出而解。所以然者，尺中脉微，此里虚，须表里实，津液和，即自汗出愈。

4.凡病若发汗，若吐，若下，若亡血，无津液，而阴阳自和者，必自愈。

5.大下后，发汗，其人小便不利，此亡津液，勿治，其小便利，必自愈。

6.下以后，复发其汗，必振寒，又其脉微细。所以然者，内外俱虚故也。

7.太阳病，先下而不愈，因复发其汗，表里俱虚，其人因冒。冒家当汗出自愈。所以然者，汗出表和故也。表和，然后下之。

8.得病六七日，脉迟浮弱，恶风寒，手足温。医再三下之，不能多（多一作食），其人胁下满，面目及身黄，颈项强，小便难，与柴胡汤，后必下重，本渴，饮水而呕，柴胡汤复不中与也，食谷者哕。

9.太阳病，二三日，终不能卧，但欲起者，心下必结，其脉微弱者，此本寒也。而反下之，利止者，必结胸；未止者，四五日复重下之。此挟热利也。

10. 太阳病，下之，其脉促，不结胸者，此为欲解；其脉浮者，必结胸；其脉紧者，必咽痛；其脉弦者，必两胁拘急；其脉细而数者，头痛未止；其脉沉而紧者，必欲呕；其脉沉而滑者，挟热利；其脉浮而滑者，必下血。

11. 太阳少阳并病，而反下之，成结胸，心下坚，下利不复止，水浆不肯下，其人必心烦。

解析

1. 师说：病人脉微弱而涩，多是被医生误治所造成。由于误用发汗药大发其汗，又屡次峻下，导致患者营血亏损，阳气虚弱，病初起时怕冷，阴伤而引起发热，阴阳两虚，恶寒发热没有休止时间。在炎热的夏季却想要多穿衣服，在寒冷的冬天反而想裸露身体，出现这种情况的原因，是阴阳两虚；阳气微弱就畏寒，阴血不足就发热。过去医生令病人发汗，使其阳脉衰微，又使病人腹泻，令其阳脉变弱。在五月时节，正值盛夏，阳气在外，胃中虚冷，里阳气不足，不能胜寒，所以要多穿衣服。十一月时节，阳气在里，阴气内弱，不能胜于内，所以胃中烦热，反而想裸露身体。此外，病人尺脉迟涩，更是营血虚弱的有力证据。

2. 太阳病三天，已经用过发汗、涌吐、攻下、温针等治法，而病仍不解的，这是治疗不当而成坏病，桂枝汤是不能再用了。应该诊察其脉证变化，具体分析，随证治疗。

3. 脉象浮数的病人，应当发汗使邪随汗出而病愈。如误用下法，里气因下而虚，出现身体重、心悸的，此时邪未全陷而表证仍在，就不可再用汗法，如果自汗出而病得解除，因为尺部脉微弱，这里是里气不足的标志，里虚程度尚不重，要等待表里之气恢复正常，津液充盛，就会自汗出而愈。

4. 大凡疾病，或用发汗，或用催吐，或用泻下的方法治疗，而导致正气损伤，耗伤津液，只要阴阳协调，就可以自愈。

5. 经过峻烈的泻下之后，又用发汗的方法，津液外泄，不仅伤阳，也会损伤津液，以致小便不利，小便不利的，是津液损伤，不可用利小便方法治疗。等到津液恢复而小便通利后，必然可以痊愈。

6. 病人腹泻以后，再让他发汗，就一定会压制寒意，却又脉象细微。之所以会这样，是身体内外都还虚弱时缘故。

7. 患太阳病，本当治以发汗解表，反而以泻下法治疗，再用发汗法治疗，致使表里俱虚，邪仍郁滞，患者因此发生昏冒；如果正能胜邪，昏冒的病人应得汗出则病自愈。之所以这样，是出汗之后表里相和的缘故。如果还有里实症状，可以再用泻下法治其里。

8. 患病六七天，脉象迟而浮弱，恶风寒，手足温暖，是太阳中风证兼太阴虚寒证，应以桂枝人参汤温中和表，医生却屡用泻下药，导致中气大伤，脾土虚湿郁，脾胃阳伤则不能饮食，土虚肝木横逆则胁下胀满，湿热郁于表故见面目及周身皮肤发黄，颈项强急，小便不利等症状。此时如果治以柴胡汤，必会出现肛部重坠，口大渴，饮水而呕，食后呃逆等症状，这都不是柴胡汤的治则。

9. 患太阳病二三天，始终不能安卧，心下痞硬，如果脉象微弱的，是素有寒饮结聚在里。而应该反令其腹泻，如果腹泻停止，必然发生结胸；如下利不止的，四五天以后再行攻下，这是形成挟热下利了。

10. 太阳表证，误用下法以后，病人脉象急促，但未见结胸证的症状，这是邪未内陷而将外解的征象。脉象浮的可能发生结胸；脉象紧的，可能发生咽痛；脉象弦的多伴有两胁牵引作痛；脉细数的，会出现头痛不止；脉沉而紧的，必有气逆欲呕；脉沉滑的，已形成挟热下利；脉浮滑的，会发生大便下血。

11. 太阳与少阳并病，疾病逐渐入里，但未到里实，反而用攻下法治疗，以致邪热内陷形成结胸证，患者胃脘部痞满，按之坚硬，腹泻不止，饮水不能下咽，烦躁不安等症状，此时补泻两难，预后大多不良。

病可温证第九

本篇论述可用温法的各种脉证。

原文

1. 大法，冬宜服温热药及灸。

2. 师曰：病发热头痛，脉反沉，若不差，身体更疼痛，当救其里，宜温药，四逆汤。

3. 下利，腹满，身体疼痛，先温其里，宜四逆汤。

4. 自利，不渴者，属太阴，其脏有寒故也，当温之，宜四逆辈。

5. 少阴病，其人饮食入则吐，心中温温欲吐，复不能吐。始得之，手足寒，脉弦迟。若膈上有寒饮，干呕者，不可吐，当温之，宜四逆汤。

6. 少阴病, 脉沉者, 急当温之, 宜四逆汤。

7. 下利, 欲食者, 就当温之。

8. 下利, 脉迟紧, 为痛未欲止, 当温之。得冷者满, 而便肠垢。

9. 下利, 其脉浮大, 此为虚, 以强下之故也。设脉浮革, 因尔肠鸣, 当温之, 宜当归四逆汤。

10. 少阴病, 下利, 脉微涩者, 即呕汗出, 必数更衣, 反少, 当温之。

解析

1. 冬天气候寒冷, 寒气收引凝滞, 易导致人体气血运行不畅, 宜使用温热药和灸法以增强机体的御寒能力, 促进血液运行, 温通经络。

2. 师说: 病人发热头痛, 而不浮脉反沉, 如果症状不减, 身体疼痛加重的, 为病在里, 里虚的征象, 治疗应当治其里, 宜用温药四逆汤。

3. 腹泻, 腹胀满, 是脾胃阳虚, 此时如果身体疼痛的, 应当先温其里, 可用四逆汤。

4. 腹泻而口不渴的, 属于太阴寒湿证, 患者内脏太过寒凉的缘故, 应当以温补的方法治疗, 与少阴病的下焦阳虚不能蒸化津液而出现的自利口渴不同, 应该用四逆汤一类的方药温补阳气。

5. 少阴病病人, 饮食入口即吐, 心里泛泛欲吐, 说明胸中痰涎壅盛等实邪阻塞, 四肢冷, 脉弦而迟者, 是痰浊内阻。如果因胸膈上有寒饮，阳虚不能运化而干呕的，不可用吐法，应当用温法治疗，宜用四逆汤。

6. 少阴病，脉象微细，如果脉象又见沉的，是少阴虚寒证，应急用温法治疗，用四逆汤。

7. 腹泻，而欲进食的下焦虚寒证，应当用温法四逆汤治疗。

8. 腹泻，脉象迟紧的寒气郁滞，疼痛难当，应当用温法，如果误用寒凉使寒气更滞，肠道之气不通，所以便肠垢。

9. 腹泻，脉象浮大的，这是虚证，是因医生误用攻下，导致表邪内陷而脾阳受损所致，如果脉象浮革，多为"亡血失精"，因此肠道会有响声，应当治以温法，用当归四逆汤养血温经。

10. 少阴病，腹泻，脉微涩的，说明阳虚血少，阴寒上逆而呕吐，卫外不固则汗出，阳虚不足以固摄则大便次数增多，津血虚少而排便量少，应当用温法治疗。

病不可灸证第十

本篇论述不可用灸法的各种脉证以及误治的变证。

原文

1. 微数之脉，慎不可灸。因火为邪，则为烦逆。追虚逐实，血散脉中。火气虽微，内攻有力，焦骨伤筋，血难复也。

2. 脉浮，当以汗解，而反灸之，邪无从去，因火而盛，病从腰以下，必当重而痹，此为火逆。若欲自解，当先烦，烦乃有汗，随汗而解。何以知之？脉浮，故知汗出当解。

3. 脉浮，热甚，而灸之，此为实，实以虚治，因火而动，咽燥必唾血。

解析

1. 病人脉象微弱而数，不可以用灸法治疗。如果误用灸法，火邪内扰，迫血妄行而导致阴虚血少更甚，则见烦乱上逆，津液耗伤损伤筋骨，血少难以恢复。

2. 脉象浮，疾病在表，治疗应以汗解，如果反用灸法治疗，导致邪不能从外而解，邪热越发炽盛，出现腰部以下沉重麻痹，称为火逆。如果患者烦躁不安，伴脉浮的，必汗出，汗出后邪随汗解而愈。

3. 艾灸适用于虚寒证，脉浮，热重的病人，是太阳表证应当以汗法治疗，反而用灸法，本是实证，却认作虚证治疗，会导致火热更炽于内，耗血伤津，一定会引起咽燥，甚至吐血的变证。

病可灸证第十一

本篇论述可以用灸法的各种脉证以及预后。

原文

1. 烧针令其汗，针处被寒，核起而赤者，必发贲豚，气从少腹上撞者，灸其核上一壮（一本作各一壮），与桂枝加桂汤。

2. 少阴病，得之一二日，口中和，其背恶寒者，当灸之。

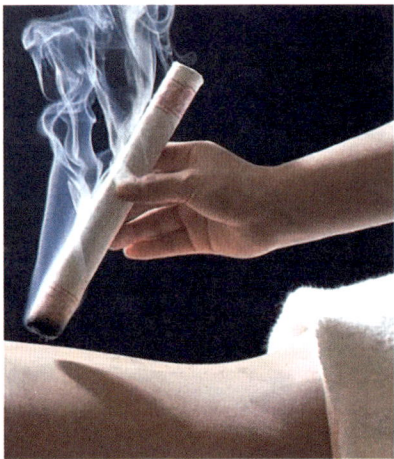

艾灸示意图

3.少阴病,其人吐利,手足不逆,反发热,不死。脉不至者,灸其少阴七壮。

4.少阴病,下利,脉微涩者,即呕汗出,必数更衣,反少,当温其上,灸之(一云灸厥阴可五十壮)。

5.诸下利,皆可灸足大都五壮(一云七壮),商丘、阴陵泉皆三壮。

6.下利,手足厥,无脉,灸之不温,反微喘者,死。少阴负跌阳者,为顺也。

7.伤寒六七日,其脉微,手足厥,烦躁,灸其厥阴,厥不还者,死。

8.伤寒,脉促,手足厥逆,可灸之。为可灸少阴、厥阴,主逆。

解析

1.用烧针的方法发汗,如果针刺的部位受到寒邪侵袭,而起红色核块的,是寒邪引动下焦水寒之气向上冲,必然要发作奔豚气;症见气从少腹上冲心胸,可外用艾灸在核块上温散寒凝,配合内服桂枝加桂汤调和营卫。

2. 得了少阴病一二天，口中不苦，也不燥渴，是内无邪热之证。如果背部怕冷的，可艾灸如大椎、关元（如图六图七所示）等穴位，也可以配合汤药，以加强温经散寒。

3. 少阴病，虽然呕吐又腹泻，但手脚并不冷，反而有些发热，表明阳气尚在，可治。如果脉搏一时不至，说明阳气郁滞，可灸足少阴经穴以通阳复脉。

4. 少阴病，腹泻，脉微涩，呕吐出汗，常常想解大便，排便量反而很少的，可以用灸法以温其头顶穴位。

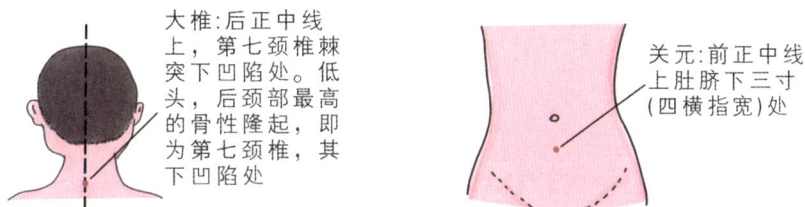

大椎：后正中线上，第七颈椎棘突下凹陷处。低头，后颈部最高的骨性隆起，即为第七颈椎，其下凹陷处

关元：前正中线上肚脐下三寸（四横指宽）处

大椎、关元穴示意图

5. 凡腹泻病，都可以灸足太阴脾经大都穴五壮，商丘、阴陵泉各三壮。

6. 腹泻，手足厥冷，没有脉搏跳动的，是阳虚阴盛所致，可以用灸法治疗。灸后手足仍不温，反见微喘的，这是阳竭于下，气脱于上，是即将要死亡的危候。但如果足少阴的太溪脉小于足阳明胃经的趺阳脉，是胃气还在，仍为可治的顺候。

7. 伤寒病已有六七天，见脉微，四肢厥冷，而又烦躁不安的，是阴盛阳衰，病情危急，应灸厥阴经的穴位以回阳救逆，如灸后四肢仍然不转温，是阳气已经断绝，为死候。

商丘：足内踝前下方
凹陷中央

大都：足内侧缘在第
一跖趾关节前下方赤
白肉际处

阴陵泉：小腿内
侧胫骨内侧髁后
下方凹陷处

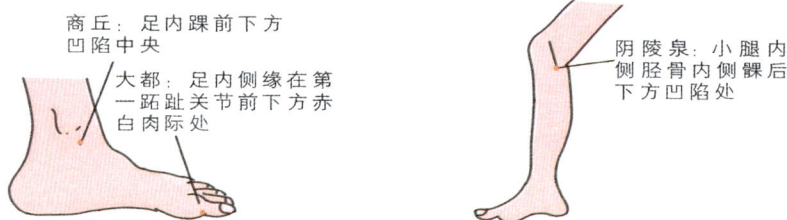

商丘、阴陵泉穴示意图

8. 伤寒病，见到促脉为阳盛之象，而手足厥冷的是阴盛之象，二者同时出现，为阴盛阳虚之征象，可用灸法治疗。灸少阴、厥阴两经腧穴，主治阳郁不通所致的手足厥逆。

病不可刺证第十二

本篇论不可针刺的各种情况和脉证。

原文

大怒无刺（大，一作新），已刺无怒（已，一作新）。新内无刺，已刺无内。大劳无刺（大，一作新），已刺无劳。大醉无刺，已刺无醉。大饱无刺，已刺无饱。大饥无刺，已刺无饥。大渴无刺，已刺无渴。无刺大惊，无刺熇熇之热，无刺漉漉之汗，无刺浑浑之脉。身热甚，阴阳皆争者，勿刺也。其可刺者，急取之，不汗则泄。所谓勿刺者，有死征也。无刺病与脉相逆者。上工刺未生，其次刺未盛，其次刺已衰。粗工逆此，谓之伐形。

解 析

　　大怒时不可用针灸,针刺之后不要发怒。行房不久者不可用针灸,针刺不久者不可行房。过度疲劳不可用针灸,针刺后不宜过度疲劳。酒醉不可用针灸,已经针刺后不要饮酒。过饱食后不可用针灸,已经针刺后不要吃得太饱。饥饿过度时不可用针灸,已经针刺后不要忍饥挨饿。极度口渴时不可用针灸,已经针刺后不要受渴。极度惊恐的患者不要用针灸,不要针刺火热炽盛的患者。汗出淋漓的不要用针灸,不要针刺脉象模糊不清的病人。身大热,脉象平和的,不可以用针灸,如果还可以针刺,应当尽快取穴,即使热不随汗出也会外泄。所谓不可针刺的原因,是因为已有死的征兆。不可针刺病外部表现与脉象相反的患者。高明的医生在病未发时针刺,其次,在病势发作而邪气未盛时刺之;再次,在邪气已衰,正气即将恢复时针刺。技术低劣的医生则完全和上述针刺法相反,这实在损伤身体。

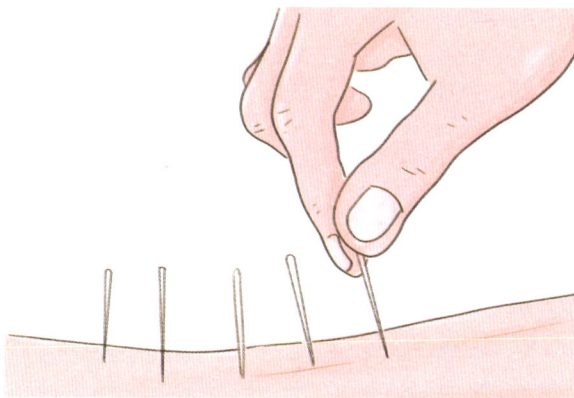

针灸示意图

病可刺证第十三

本篇论述可以用针刺法治疗的各种情况和脉证。

原文

1. 太阳病，头痛，至七日，自当愈，其经竟故也。若欲作再经者，当针足阳明，使经不传则愈。

2. 太阳病，初服桂枝汤，而反烦不解者，当先刺风池、风府，乃却与桂枝汤则愈。

3. 伤寒，腹满而谵语，寸口脉浮而紧者，此为肝乘脾，名纵，当刺期门。

4. 伤寒，发热，啬啬恶寒，其人大渴，欲饮酢浆者，其腹必满，而自汗出，小便利，其病欲解。此为肝乘肺，名曰横，当刺期门。

5. 阳明病，下血而谵语，此为热入血室。但头汗出者，当刺期门，随其实而泻之，濈然汗出者则愈。

6. 妇人中风，发热恶寒，经水适来，得之七八日，热除，脉迟身凉，胸胁下满，如结胸状，其人谵语。此为热入血室，当刺期门，随其虚实而取之。《平病》云：热入血室，无犯胃气及上三焦。与此相反，岂谓药不谓针耶？

7. 太阳与少阳并病，头痛，颈项强而眩，时如结胸，心下痞坚，当刺大杼第一间，肺俞、肝俞，慎不可发汗，发汗则谵语，谵语则脉弦。谵语五日不止，当刺期门。

8. 少阴病，下利，便脓血者，可刺。

9. 妇人伤寒，怀身腹满，不得小便，加从腰以下重，如有水气状，怀身七月，太阴当养不养，此心气实，当刺泻劳宫及关元，小便利则愈。

10. 伤寒，喉痹，刺手少阴。少阴在腕，当小指后动脉是也。针入三分，补之。

11. 热病，侠脐痛急，胸胁支满，取之涌泉与太阴、阳明（一云阴陵泉），以第四针，针嗌里。

12. 热病而汗且出，反脉顺可汗者，取之鱼际、太渊、大都、太白，泻之则热去，补之则汗出。汗出太甚者，取踝上横纹以止之。

解析

1. 太阳病，头痛到了七天就会痊愈，因为太阳经已经传经，如果邪气未尽，再有向阳明经传变的趋势，可以针刺足阳明经穴位，使经气疏通，邪气不能下传而愈。

2. 太阳病，初起时服桂枝汤，表证非但未解，反而心烦不安的，这时可先针刺风池、风府穴泻邪疏经，再继续服用桂枝汤，就可病解而愈。

3. 伤寒病，腹胀满而谵语，寸口脉浮而紧，这是肝木克脾土的表现，叫纵，应当针刺期门来治疗。

期门：乳头直下第六肋间隙，前正中线旁开四寸

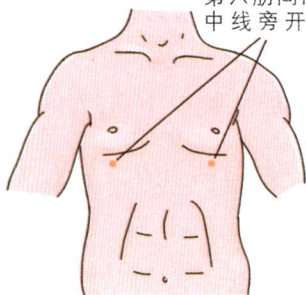

期门穴示意图

4.伤寒病，发热恶风寒，口渴严重而想喝水，腹部胀满，自汗出，小便利，是病情愈解的征象。属肝木逆行克肺金，称为横，应当针刺期门。

5.阳明病，下血并有谵语，这是热入血室，血为热迫所致。如果只是头部出汗，内热蒸腾，当刺期门穴泻血分之热，顺其实邪所在而泻之，如果刺后周身溅然汗出，表明邪由血分转入气分，邪随汗出就可治愈。

6.妇人患太阳中风证，发热恶寒，又遇月经来潮，得病已七八天，血室空虚，外邪趁虚而入，热退身凉，脉迟，胸胁胀满，谵语，热入血室，血行阻滞，应当刺期门穴，以去其实邪。《平病》中说："血室空虚、邪热乘虚内陷时，应避免使用会伤害到胃气和上三焦经脉的方法来治。与此相反，则会加重病情，这难道还能只论用药而不施针吗？"

7.太阳与少阳并病，所以出现头痛，颈项强直，眩晕，胸胁痞满，心下痞硬的，应当刺大杼、肺俞、肝俞，且虽有表证但不可用发汗方法，如果误用发汗，则会发生谵语、脉弦等证。如果谵语五天仍然不止，可刺期门穴以泻其邪。

肺俞：第三胸椎旁开1.5寸（大椎穴下数第三个棘突）

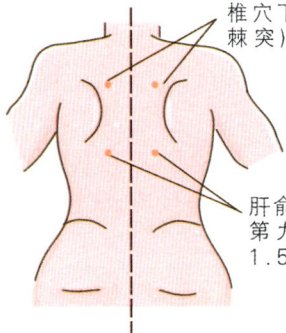

肝俞：背部中央第九胸椎旁开1.5寸

肺俞穴、肝俞穴示意图

8.少阴病，泄泻，大便有脓血的病人，除了药物治疗外，还可用针刺治疗。

9. 女性患伤寒,已妊娠,腹部胀满,不得小便,并感觉腰以下沉重,如有水气之状重着,妊娠七个月时,应当太阴经养胎时而不能养,这是心气实之证,应当针刺劳宫和关元穴,使小便通畅则病愈。

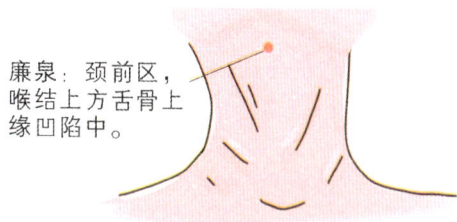

廉泉:颈前区,喉结上方舌骨上缘凹陷中。

廉泉穴示意图

10. 伤寒病,咽喉红肿疼痛,汤水难咽,是喉痹之证,治疗可以针刺手少阴经的腕侧,如通里、阴郄、神门等穴,用补法。

11. 热病患者,表现为脐两侧拘急疼痛,胸胁胀闷,是邪在足少阴肾经与足太阴脾经的表现,用九针中的第四针即锋针,针刺涌泉穴(卷足时足前部凹陷处)与阴陵泉穴,针刺咽喉部的廉泉穴。

12. 热病患者,汗出后脉象平和,预后良好的,可继续用发汗法的,针刺手太阴肺经的鱼际、太渊、大都、太白穴,用泻法去热邪,用补法则能使其汗出,如果汗出太多的,可取内踝上横纹处的三阴交以止汗。

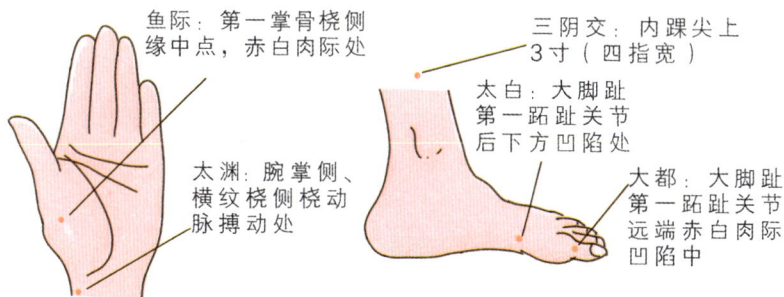

鱼际:第一掌骨桡侧缘中点,赤白肉际处

太渊:腕掌侧、横纹桡侧桡动脉搏动处

三阴交:内踝尖上3寸(四指宽)

太白:大脚趾第一跖趾关节后下方凹陷处

大都:大脚趾第一跖趾关节远端赤白肉际凹陷中

鱼际、太渊、三阴交、太白、大都穴示意图

病不可水证第十四

本篇论述忌用水疗法的脉证以及误用所导致的变证。

原文

1. 发汗后，饮水多者，必喘；以水灌之，亦喘。

2. 伤寒，大吐、大下之，极虚，复极汗者，其人外气怫郁，复与之水，以发其汗，因得哕。所以然者，胃中寒冷故也。

3. 阳明病，潮热，微坚，可与承气汤；不坚，勿与之。若不大便六七日，恐有燥屎，欲知之法，可与小承气汤。若腹中不转矢气者，此为但头坚后溏，不可攻之，攻之必腹满，不能食，欲饮水者，即哕。

4. 阳明病，若胃中虚冷，其人不能食，饮水即哕。

5. 下利，其脉浮大，此为虚，以强下之故也。设脉浮革，因尔肠鸣，当温之，与水即哕。

解析

1. 发汗后，饮入冷水太多，冷饮伤肺，势必会发生气喘；洗冷水澡，寒邪内迫，也会引发气喘。

2. 伤寒病用吐法、下法后，病势加重，胃气极度虚弱，此时再饮水发汗，必致汗出过多，阳气随汗

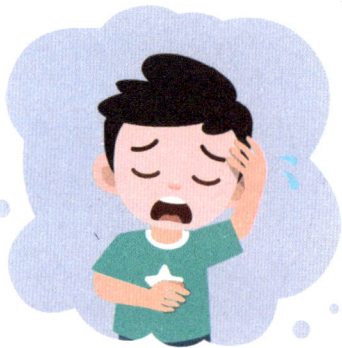

而泄，胃中寒冷，导致气机上逆，因而发生呃逆。

3. 阳明病，发潮热，大便微有硬结，是燥屎内结，可用承气汤攻下。如果大便不硬，不可用。如果不大便六七天，可能是燥屎停积，可给小承气汤来认证看看，服用后如果不排气，是大便初硬后溏之征兆，不可攻下，如果用攻下，必见腹满，不能进食，甚至饮水后即会发生呃逆。

4. 阳明病，如果患者饮食不下，是胃中虚寒，阳气不足的表现，阳虚则寒邪盛，喝水后必水寒上逆而致水逆。

5. 腹泻，脉象浮大的，这是虚证，是因医生误用攻下，导致表邪内陷而脾阳受伤所致，如果脉象浮革，多为"亡血失精"，应当治以温法，如果此时喝水，会出现呃逆症状。

病可水证第十五

本篇论述应用饮水法与服利水剂的脉证。

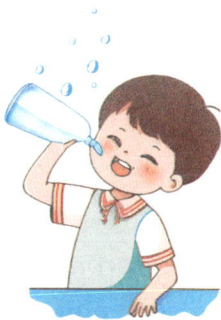

原文

1. 太阳病，发汗后，若大汗出，胃中干燥，烦不得眠，其人欲饮水，当稍饮之，令胃中和，则愈。

2. 厥阴病，渴欲饮水者，与水饮之即愈。

3. 太阳病，寸口缓，关上小浮，尺中弱，其人发热而汗出，复恶寒，不呕，但心下痞者，此为医下也。若不下，其人复不恶寒而渴者，为转属阳明。小便数者，大便即坚，不更衣十日，无所苦也。欲饮水者，但与之，当以法救渴，宜五苓散。

4. 寸口脉洪而大，数而滑，洪大则荣气长，滑数则胃气实，荣长则阳盛，怫郁不得出身，胃实则坚难，大便则干燥，三焦闭塞，津液不通。医发其汗，阳盛不周，复重下之，胃燥热蓄，大便遂摈，小便不利。荣卫相搏，心烦发热，两眼如火，鼻干面赤，舌燥齿黄焦，故大渴。过经成坏病，针药所不能制，与水灌枯槁，阳气微散，身寒温衣覆，汗出表里通，然其病即除。形脉多不同，此愈非法治，但医所当慎，妄犯伤荣卫。

5. 霍乱而头痛发热，身体疼痛，热多欲饮水，属五苓散。

6. 呕吐而病在膈上，后必思水者，急与猪苓散。饮之水，亦得也。

解析

1. 太阳病治疗应发汗解表，发汗后，如果大汗出，但胃中干燥，烦躁而无法入睡而想喝水的，只需要给予少量的水以滋润，使胃中津液恢复则烦躁消除。

2. 厥阴证患者，口渴想要喝水的，是阴寒去而阳气回复之征象，给予少量汤水即可痊愈。

3. 太阳病，寸部脉缓，关部脉浮，尺部脉弱，病人发热汗出，怕冷，不呕吐，自觉心下痞满不适的，这是误用攻下所致。假如没有经过误下，病人又不怕冷而口渴的，是病转阳明经。如果小便次数增多的，大便一定硬结，即使不大便十多天，也不感到痛苦，想喝水的，可以少饮一点，要根据病情进行适当的治疗，如见口渴的，是水饮内蓄、气不化津所致，宜用五苓散。

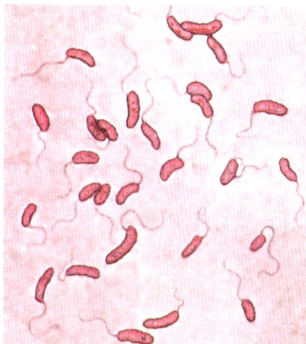

4. 寸口脉洪而大，数而滑，洪大是营气旺，滑数是胃气实，营气旺则阳盛，热邪不能透达肌表；胃气实热则大便干燥难出，三焦气机闭塞，津液不能通调；如果这时用发汗法治疗，阳气虽盛但汗出不均，再用泻下法治疗，更使胃肠干燥，热气内结，导致大便不通，小便不利，营卫之气相搏，可见心烦，发热，两眼灼热如火，面红鼻干，口舌干燥，牙齿发黄，口大渴，时间一长就成为了绝症，针砭用药都无法挽救了。用水洗浴病人枯槁之体，使阳气微散，怕冷则用温暖的衣服或被子覆盖身体，汗出，则表里气机通畅，疾病自然会消除。凡是身形与脉不一致的，此病不是按照常规方法治疗的，医生应该谨慎辨证，不要损伤营卫之气。

5. 霍乱病常常以呕吐及腹泻为主，如果吐利同时伴有头痛发热，身体疼痛，是表里同病，应表里同治，如果表热较甚而想喝水的，可以给五苓散温阳运脾。

6. 呕吐而病变在膈上的，吐后必定想喝水，水停于心下可用猪苓散补脾利水。呕吐伤津液，用饮水方法治疗也可以痊愈。

病不可火证第十六

本篇论述了不能用火热疗法治疗的病证及脉证。

原文

1. 太阳中风,以火劫发其汗,邪风被火热,血气流泆,失其常度,两阳相熏灼,其身发黄。阳盛则欲衄,阴虚小便难,阴阳俱虚竭,身体则枯燥,但头汗出,齐颈而还,腹满而微喘,口干咽烂,或不大便,久则谵语,甚者至哕,手足躁扰,循衣摸床,小便利者,其人可治。

2. 太阳病,医发其汗,遂发热而恶寒,复下之,则心下痞,此表里俱虚。阴阳气并竭,无阳则阴独,复加火针,因而烦,面色青黄,肤瞤,如此者为难治。今色微黄,手足温者愈。

3. 伤寒,加温针必惊。

4. 阳脉浮,阴脉弱,则血虚,血虚则筋伤。其脉沉者,荣气微也。其脉浮,而汗出如流珠者,卫气衰也。荣气微,加烧针,血留不行,更发热而躁烦也。

5. 伤寒,脉浮,而医以火迫劫之,亡阳,惊狂,卧起不安,属桂枝去芍药加蜀漆牡蛎龙骨救逆汤。

6. 问曰:得病十五、十六日,身体黄,下利,狂欲走。师脉之,言当下清血如豚肝,乃愈。后如师言,何以知之?

师曰:寸口脉阳浮阴濡弱,阳浮则为风,阴濡弱为少血,浮虚受风，少血发热，恶寒洒淅，项强头眩。医加火熏，郁令汗出，恶寒遂甚，客热因火而发，怫郁蒸肌肤，身目为黄，小便微难，短气，从鼻出血；而复下之，胃无津液，泄利遂不止；热瘀在膀胱，蓄结成积聚，状如豚肝。当下未下，心乱迷愦，狂走赴水，不能自制。蓄血若去，目明心了。此皆医所为，无他祸患，微轻得愈，极者不治。

7.伤寒，其脉不弦紧而弱者，必渴，被火必谵言。弱者发热，脉浮，解之，当汗出愈。

8.太阳病，以火熏之，不得汗，其人必躁，到经不解，必有清血。

9.阳明病，被火，额上微汗出，而小便不利，必发黄。

10.阳明病，其脉浮紧，咽干口苦，腹满而喘，发热汗出而不恶寒，反偏恶热，其身体重，发其汗则躁，心愦愦而反谵语。加温针必怵惕，又烦躁不得眠。

11.少阴病，咳而下利，谵语，是为被火气劫故也。少便必难，为强责少阴汗出。

解析

1.太阳病中风证，用火法强迫其发汗，风邪被火热所迫，致使气血运行失常，风与火相熏蒸，肝胆疏泄失常，可见皮肤发黄；阳热亢盛，则血上行导致衄血；阴液受损，不足，于下则小便困难；气血亏耗，不能濡养全身，则见皮肤枯燥，仅头上出汗，到颈部为止；气虚不得运行，导致腹部胀满而气喘；阴虚则火热上炎，见口干咽喉溃烂；肠道津液不足，见大便不通；病久导致邪热扰乱神明，就会发生谵语，严重的会出现呃逆，手足躁扰，循衣摸床等症状；如果小便通利，说明津液尚存，还有治愈的希望。

2. 太阳病，用发汗法治疗后，症状没有减轻，仍可见发热恶寒，又用攻下法治疗，此时里外均伤，表里正气皆虚，阴阳之气不足，如果表证已无而里证仍存，则见心下痞满，这时再用烧针法治疗，是一错再错，脏气大伤，因而又见胸中烦闷，面色青黄，肌肉跳动等症状，这样的患者较难医治。如果面色微黄，手足温暖的，说明胃气尚存，还容易治愈。

3. 伤寒患者，应以发汗法治疗，如果加用温针治疗，强迫汗出，导致汗出过多而损伤心液，阴不能敛阳，阳气外越，必引起惊恐狂躁不安。

4. 寸部脉浮，尺部脉弱的，是阳浮于外，血虚于内。血虚则不能濡养筋脉，导致筋脉失养而挛急，营气虚而血亏于内，则脉沉而弱；卫气虚则阳浮于外，则寸口脉浮而无力，阳气不固，汗出如水珠一样；此时应滋阴养血治疗，如果再用烧针治疗，就会使血液滞涩不行，加重发热烦躁不安之症状。

5. 伤寒病，脉浮的，是病在表，应以发汗解表为原则，如果误用火法强迫取汗，导致心阳浮越，则见惊狂，起卧不安等症状，可用桂枝去芍药加蜀漆牡蛎龙骨救逆汤治疗，温心阳，镇心神。

6. 问：发病已十五六天，见身体发黄，泄泻，发狂欲奔走。医师诊脉后说，病人应当排出如猪肝色的便血，就可以痊愈。后来果然如老师所说的那样，怎么知道会这样变化的呢？师傅说：患者寸脉浮，是为外感风邪，尺脉濡弱，是为血虚，风邪所伤脉象浮虚，营血不足，病人出现发热,怕冷,颈项强直,头晕目眩等症状,如果医生反用火熏方法,强迫发汗,汗出而恶寒加剧,邪热因火熏而发,蒸腾肌肤,导致周身与眼睛发黄,小便不畅,呼吸急促,鼻出血,而又用下法,导致胃气受伤,津液亏损,泄泻不止,郁热蓄结在膀胱而成积聚,性状如猪肝,患者所蓄结之血无法排除,导致邪热扰乱心神而发狂,四处奔走,不能控制自己。如果蓄血能得到排除,则心明眼亮,神志清楚。这都因医生的误治引起的,症状轻微的可以治愈,病情严重的就不易治疗了。

7. 病人的症状像伤寒,但脉不是弦紧而是弱无力的,并出现口渴,这不是伤寒之证,而是温病,如误用火法,火泻内迫,必然发生谵语。温病初起之脉弱兼浮而发热的,应用辛凉发汗解表法治疗,汗出则邪散,则病可愈。

8. 太阳病,用火熏的方法治疗,不仅不会汗出,还会导致火热之邪内迫,病人必定烦躁,经过六七天病仍未解除的,是火热入血,伤及阴经,必定发生便血。

9. 阳明病,经过火法误治,火邪内迫,额上微微汗出,而小便不畅的,湿热熏蒸下必然会肌肤发黄。

10. 阳明病,见脉象浮紧,咽干口苦,腹部胀满,气喘,发热汗出,不恶寒,反恶热,身体沉重。如误用发汗,就会出现烦躁,心神烦乱谵语。如果加用温针,必然导致恐惧不安,烦躁不得入睡。

11. 少阴病,有咳嗽,腹泻,又有谵语的症状,这是被火邪内迫所致,小便必艰涩难下,这是强用发少阴之汗的方法导致阴液受损,津液化源不继。

病可火证第十七

本篇论述可以使用火疗法治疗的病证及脉证。

原文

下利，谷道中痛，当温之以火，宜熬丰盐熨之。

一方：炙枳实熨之。

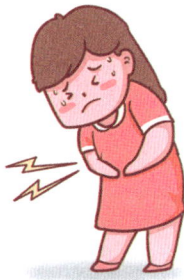

解析

患者腹泻，感到肛门疼痛的，可以用火法热敷治疗，宜用炒热的盐麸子熨烫。另一种方法，还可以用炙热的枳实熨烫。

热病阴阳交并少阴厥逆阴阳竭尽生死证第十八

本篇论述热病、阴阳交、少阴证、厥逆、阴阳竭尽的病因病机、辨证要点以及预后。

原文

1.问曰：温病，汗出辄复热，而脉躁疾，不为汗衰，狂言，不能食，病名为何？对曰：名曰阴阳交。交者，死。人所以汗出者，生于谷，谷生于精。今邪气交争于骨肉而得汗者，是邪却而精胜，精胜则当能食而不复热。热者，邪气也；汗者，精气也。今汗出而辄复热者，邪胜也；不能食者，精无俾也。汗而热留者，寿可立而倾也。夫汗出而脉尚躁盛者，死。此今脉不与汗相应，此不胜其病也。狂言者，是失志，失志者，死。有三死，不见一生，虽愈必死。

2. 热病，已得汗，而脉尚躁盛，此阳脉之极也，死。其得汗而脉静者，生也。

3. 热病，脉尚躁盛，而不得汗者，此阳脉之极也，死。脉躁盛得汗者，生也。

4. 热病，已得汗，而脉尚躁，喘且复热，勿肤刺，喘甚者，死。

5. 热病，阴阳交者，死。

6. 热病，烦已而汗，脉当静。

7. 太阳病，脉反躁盛者，是阴阳交，死。复得汗，脉静者，生。

8. 热病，阴阳交者，热烦身燥，太阴寸口脉两冲尚躁盛，是阴阳交，死。得汗脉静者，生。

9. 热病，阳进阴退，头独汗出，死。阴进阳退，腰以下至足汗出，亦死。阴阳俱进，汗出已，热如故，亦死。阴阳俱退，汗出已，寒栗不止，鼻口气冷，亦死。

10. 热病，所谓并阴者，热病已得汗，因得泄，是谓并阴，故治（治，一作活）。

11. 热病，所谓并阳者，热病已得汗，脉尚躁盛，大热，汗之，虽不汗出,若衄,是谓并阳,故治。

12.少阴病,恶寒,踡而利,手足逆者,不治。

13.少阴病,下利止而眩,时时自冒者,死。

14.少阴病,其人吐利,躁逆者,死。

15.少阴病,四逆,恶寒而踡,其脉不至,其人不烦而躁者,死。

解析

1.问:患温病汗出以后,随即又发热,而且脉搏躁动急疾,病情并没有因为汗出而缓解,反而出现言语狂乱,不能饮食,这叫什么病呢? 答:这种病叫阴阳交,是一种死候。人体之所以出汗,是依赖水谷之气所化生的精气,精气旺盛,胜邪气就会出汗。汗出,是邪气退而精气盛的表现。精气盛就能进食且不再发热,发热是邪气尚留的标志,汗出是精气盛的反映。现在汗出而又发热,是邪气胜正气,加上不能饮食,精气无从补足,出汗而热留不退的,就会有生命危险。凡汗出而脉仍躁的,是为死候。如果脉象与汗出与否并不相应,都要死于其病的。言语狂乱,是神志失常的表现,而神志失常也是死候。以上三种死候,无一点生机,即使病情因汗出而暂时缓解,然而最终必将死亡。

2.热病患者,已有汗出,而脉象仍躁动而大的,是阳脉虚弱至极的表现,为死候;如果患者汗出而脉象平静的,还有治愈的可能。

3.热病,脉象躁动偏大且没有汗出的,是阳脉偏亢至极的征象,为死候;如果患者可以出汗,还有治愈的希望。

4. 热病患者，已经汗出，而脉象仍躁动，且气喘又复发热的，不可再行针刺。如果喘息加重的，为死候。

5. 热病，患阴阳交病的，为死证。

6. 热病，烦躁消除以后，如果见汗出，脉象应为平静的。

7. 太阳病，脉象不浮反躁动且大的，是阴阳交，为死证。如果可以出汗且脉象转平静的，可以治疗。

8. 热病，阴阳交者，患者发热心情烦躁，躁动不安，太阴寸口两脉躁而大的，这是阴阳交，为死候。如果有汗出，脉平静的，预后良好。

9. 热病，阳热亢盛而阴精不足，仅头部出汗的，为死候。即使阴液恢复，邪热稍减，而腰以下至足出汗的，也是死候。如果邪热不减，阴液虽然稍有恢复，但汗出后热仍不退的，也是死候。阴阳俱虚，汗出后身体怕冷，颤抖不止，口鼻呼吸气也为冷的，也是死证。

10. 热病，所谓并阴，是热病出汗后，又发生泻下的疾病，这叫并阴，可以治愈。

11. 热病，所谓并阳，是热病出汗后，脉象仍躁动盛大，大热，汗出，如果不出汗，或出现鼻血，这叫并阳，可以治愈。

12. 少阴病，怕冷，身体踡卧而泄泻，手足厥冷的，是有阴无阳，病不可治。

13. 少阴病，泄泻止住却仍头晕目眩的，并且两眼发黑昏蒙的，为死候。

14. 少阴病，病人呕吐腹泻，又见烦躁不安，四肢逆冷的，是阳气衰微，阴邪过剩，为死候。

15. 少阴病，手脚冰冷，怕冷而嗜卧，诊不到脉搏跳动，病人心里不烦躁，但身体躁扰不宁的，也是阳气衰微，阴邪过剩，为死候。

重实重虚阴阳相附生死证第十九

本篇论述虚实、重虚、重实的概念、证治以及阴阳相附的证候与预后。

原文

1. 问曰：何谓虚实？对曰：邪气盛则实，精气夺则虚。重实者，内大热，病气热，脉满，是谓重实。

问曰：经络俱实，何如？对曰：经络皆实，是寸脉急而尺缓也，皆当俱治。故曰滑则顺，涩则逆。夫虚实者，皆从其物类始，五脏骨肉滑利，可以长久。寒气暴上，脉满实。实而滑，顺则生，实而涩，逆则死。形尽满，脉急大坚，尺满而不应，顺则生，逆则死。所谓顺者，手足温。所谓逆者，手足寒也。

2. 问曰：秋冬无极阴，春夏无极阳，何谓也？对曰：无极阳者，春夏无数虚阳明，阳明虚则狂。无极阴者，秋冬无数虚太阴，太阴虚则死。

3. 热病，所谓阳附阴者，腰以下至足热，腰以上寒，阴气下争，还心腹满者，死。所谓阴附阳者，腰以上至头热，腰以下寒，阳气上争，还得汗者，生。

解析

1. 问：什么叫虚实呢？答：邪气盛，为实证；正气被伤，为虚证。内有热病,而脉象又盛满,这就叫重实。

问:经络俱实是怎样的情况? 答:经络俱实,是指寸口脉急而尺脉弛缓,经和络都应该治疗。脉滑指气血畅盛,是顺证;脉涩则气血虚滞,是逆证。人体虚实的情况与生物相似,呈现滑利圆润的则生,呈现枯涩现象的则死。如果五脏骨肉滑利,生命可以久长。寒气上攻,脉象盛满而实,脉实而滑利的主生;脉实而滞涩的主死。身形浮肿,脉象急大而硬,尺脉涩滞的,为顺就可生,逆就会死。所谓顺,就是手足温暖;所谓逆,就是手足寒冷。

2.问:秋冬季节不能使阴虚至极,春夏季节不能使阳虚至极,为什么这样说呢? 答:不能使阳虚至极,因春夏季节是阳用事,行针者不能刺虚阳,阳明亏虚,则可致发狂。不能使阴虚至极,因秋冬季节是阴用事,太阴亏虚,就可能死亡。

3.热病,所谓阳附于阴的,其症状是腰以下至脚热,腰以上寒,即上寒下热,继而出现心腹部胀满的,可能死亡。所谓阴附于阳,症状是腰以上至头热,腰以下寒,即上热下寒,见身体出汗的,就有生机。

热病生死期日证第二十

本篇论述如何根据热病脉证判断预后。

原文

1.太阳之脉,色荣颧骨,热病也。荣未夭,曰今且得汗,待时自已。与厥阴脉争见者,死期不过三日,其热病

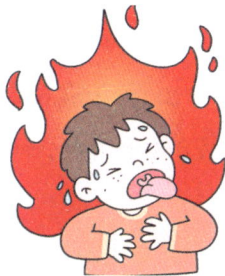

气内连肾。少阳之脉，色荣颊前，热病也。荣未夭，曰今且得汗，待时自已。与少阴脉争见者，死期不过三日。

2. 热病七八日，脉微小，病者溲血，口中干，一日半而死。脉代者，一日死。

3. 热病七八日，脉不躁喘，不数，后三日中有汗。三日不汗，四日死。未曾汗，勿肤刺（肤，一作庸）。

4. 热病三四日，脉不喘，其动均者，身虽烦热，今自得汗，生。传曰：始腑入脏，终阴复还阳，故得汗。

5. 热病七八日，脉不喘，其动均者，生。微热在阳不入阴，今自汗也。

6. 热病七八日，脉不喘，动数均者，病当喑，期三日不得汗，四日死。

解析

1. 太阳经脉的病，两颧红色，这是热病的征象。如果营分没有亏虚，病情尚浅，可以用发汗法治疗，只要得汗，病情自然会好转的；但如果同时又出现厥阴经的脉证，那么不会超过三天就会死亡，这是因为其热病已入内连于肾。少阳经之病，赤色显在面颊上，这是热病的征象，如果营气未虚，病情较浅，只要得汗，待到其本经当旺之时，病自然会好转，如果同时又出现少阴经的脉证，那么死期就不会超过三天。

2. 热病已七八天，病人见脉微小，尿血，口中干燥，一天半就可能死亡。如出现代脉的，一天内就会死亡。

3.热病已七八天，脉象不躁动，不数急，气喘，是邪气仍在，三天之内可能发汗，如果三天中未出汗，是正气已衰，第四天就会死亡，对于没有发汗的患者，不可针刺其皮肤。

4.热病三四天，脉象不疾，搏动均匀，虽然患者见心烦，发热，但可以自行出汗的，病可治愈。古代医著记载：由腑开始而后入脏，在脏行尽再出于腑，所以会出汗。

5.热病已七八天，脉象不疾，搏动均匀的，可以治愈。这是因为微热之邪在阳，尚未深入于阴，现在可以自然出汗，病也可以随汗而解。

6.热病已七八天，脉象不疾，搏动均匀的，患者会出现说话发不出声音的音喑证，如果三天内不出汗，四天就会死亡。

热病十逆死证第二十一

本篇论述热病十种不可治之证的脉候。

原文

1.热病，腹满膜胀，身热者，不得大小便，脉涩小疾，一逆见，死。

2.热病，肠鸣腹满，四肢清，泄注，脉浮大而洪不已，二逆见，死。

3.热病，大衄不止，腹中痛，脉浮大绝，喘而短气，三逆见，死。

4.热病，呕且便血，夺形肉，身热甚，脉绝动疾，四逆见，死。

5.热病，咳喘，悸眩，身热，脉小疾，夺形肉，五逆见，死。

6.热病，腹大而胀，四肢清，夺形肉，短气，六逆见，一旬内死。

7.热病，腹胀便血，脉大，时时小绝，汗出而喘，口干舌焦，视不见人，七逆见，一旬死。

8.热病，身热甚，脉转小，咳而便血，目眶陷，妄言，手循衣缝，口干，躁扰不得卧，八逆见，一时死。

解析

1.热病，腹部胀满，身热的患者，如果出现大小便不通，脉象涩小而疾，是逆证，会死。

2.热病，肠鸣腹部胀满，四肢冰冷，泄泻，脉象浮洪大不止，是逆证，会死。

3.热病，大出血不止，腹中疼痛，脉象浮大，喘气且短气的，是逆证，会死。

4.热病，呕吐且便血，形体瘦削，身热明显，脉动过于数疾，是逆证，会死。

5.热病，咳嗽气喘，心悸目眩，身热，脉象小疾，形体瘦削，是逆证，会死。

6.热病，腹部胀大而满，四肢冰冷，形体瘦削，短气，是逆证，十天之内就会死。

7. 热病，腹胀便血，脉大，时而出现短暂的歇止，汗出而喘息，口干，舌焦，目不见人，是逆证，十天就会死。

8. 热病，身热严重，脉象反而小，咳嗽且便血，眼眶凹陷，胡言乱语，两手不自主地循摸衣缝，口干，躁扰不能安卧的，是逆证，立刻就会死。

热病五脏气绝死日证第二十二

本篇论述热病五脏气绝的证候及预后。

原文

1. 热病，肺气绝，喘逆，咳唾血，手足腹肿，面黄，振栗不能言语，死。魄与皮毛俱去，故肺先死，丙日笃，丁日死。

2. 热病，脾气绝，头痛，呕宿汁，不得食，呕逆吐血，水浆不得入，狂言谵语，腹大满，四肢不收，意不乐，死。脉与肉气俱去，故脾先死，甲日笃，乙日死。

3. 热病，心主气绝，烦满，骨痛（一作瘦），嗌肿，不可咽，欲咳不能咳，歌哭而笑，死。神与荣脉俱去，故心先死。壬日笃，癸日死。

4. 热病，肝气绝，僵仆，足不安地，呕血，恐惧，洒淅恶寒，血妄出，遗屎溺，死。魂与筋血俱去，故肝先死。庚日笃，辛日死。

5. 热病，肾气绝，喘悸，吐逆，肿疽，尻痛，目视不明，骨痛，短气，喘满，汗出如珠，死。精与骨髓俱去，故肾先死。戊日笃，己日死。

解析

1. 热病，肺气已绝，喘气，气逆，咳嗽咳血，手足腹部肿胀，面色黄，身体震颤，不能说话的，是死证。肺藏魄，主皮毛，魄与皮毛皆去，所以肺气绝，在丙日病重，到丁日死。

2. 热病，脾气绝，头痛，呕吐胃肠内液体，呕逆不能食，甚至吐血，连汤水也不能饮，胡言乱语，腹部胀满，四肢运动不能自主，精神萎靡不振，是死证。脾主肌肉，所主的脉气与肌肉都失去营养，所以脾气先绝的，在甲日病重，到乙日死。

3. 热病，心主气绝，心烦而满闷，骨痛，咽肿，不能吞咽，欲咳不能咳，哭笑无常，是死证。心藏神，主血脉，所藏的神与所主的营气血脉都失去营养，所以心气先绝，在壬日病重，到癸日死。

4. 热病，肝气绝，突然昏仆倒地，足不能平稳行走，呕血，恐惧，恶寒不安，出血，大小便失禁，是死证。肝藏魂，主筋，所藏的魂和所主的筋血都失去营养，所以肝气先绝，在庚日病重，到辛日死。

5. 热病，肾气绝，喘息心悸，呕吐气逆，足跟生疽，尾骶部患痛，两眼视物不清，骨痛，短气，喘息而胸部满，汗出如珠，是死证。肾藏精，主髓，所藏的精与所主的骨髓都失去营养，所以肾气先绝，在戊日病重，到己日死。

热病至脉死日证第二十三

本篇论述根据热病脉来至数的情况判断及预后。

原文

1. 热病，脉四至，三日死。脉四至者，平人一至，病人脉四至也。

2. 热病，脉五至，一日死。时一大至，半日死。忽忽闷乱者，死。

3. 热病，脉六至，半日死。忽急疾大至，有顷死。

解析

1. 热病，出现脉四至，即脉率是常人脉速度的四倍，三天死。

2. 热病，出现脉五至，一天死。这样的脉，如果又出现脉象浮大，可能半天死。如果再兼见神志恍惚的，是死证。

3. 热病，出现脉六至，半天内死。脉搏突然急疾大跳的，顷刻死。

热病脉损死日证第二十四

本篇论述根据热病出现损脉的不同情况判断及预后。

原文

1. 热病，脉四损，三日死。所谓四损者，平人四至，病人脉一至，名曰四损。

2. **热病，脉五损，一日死**。所谓五损者，平人五至，病人脉一至，名曰五损。

3. **热病，脉六损，一时死**。所谓六损者，平人六至，病人脉一至，名曰六损。若绝不至，或久乃至，立死。

解 析

1. 热病的脉象，出现四损，即正常人脉搏动四次，患者脉只搏动一次，三天死。

2. 热病的脉象，出现五损，一天死。

3. 热病的脉象，出现六损，一个时辰死。如果脉搏动片刻停止，或者搏动停止了很久才又搏的，立刻就会死亡。

卷 八

平卒尸厥脉证第一

本篇论述卒厥证的脉证与治疗。

原文

寸口沉大而滑，沉则为实，滑则为气，实气相搏，血气入于脏即死，入于腑即愈，此为卒厥。不知人，唇青身冷，为入脏，即死；如身温和，汗自出，为入腑，而复自愈。

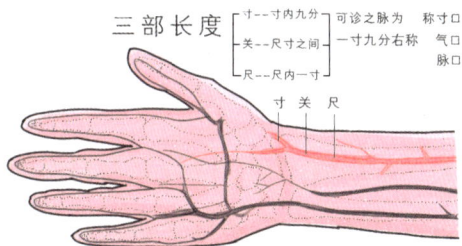

寸口示意图

解析

寸口脉象沉大且脉滑，沉脉主血实证，滑脉主气实证，气血相搏则入脏，病情危重，不易治愈；病邪入腑，邪气有出路，邪出则病易愈，这就叫卒厥证。病人突然昏倒，目不识人，嘴唇青紫，浑身冰冷的，是邪入脏的表现；患者身体温和，汗液可自行流出，这是邪入腑的表现。

平痉湿暍脉证第二

本篇论述痉证、湿证、暍证的脉证、治疗以及预后。

原文

1. 太阳病，发热无汗，而反恶寒者，名刚痉。

2. 太阳病，发热汗出，而不恶寒者，名柔痉（一云恶寒）。

3. 太阳病，无汗，而小便反少，气上冲胸，口噤不得语，欲作刚痉，葛根汤主之。

4. 刚痉为病，胸满口噤，卧不著席，脚挛急，其人必齘齿，可与大承气汤。

5. 痉病，发其汗已，其脉洬洬如蛇，暴腹胀大者，为欲解。脉如故，反伏弦者，必痉（一云：痉脉出欲已）。

6. 疮家，虽身疼痛，不可发其汗，汗出则痉。

7. 风湿，脉浮，身重，汗出恶风者，防己汤主之。

8. 病人喘，头痛，鼻塞而烦，其脉大，自能饮食，腹中和，无病。病在头中寒湿，故鼻塞，内药鼻中即愈（论云：湿家病，身疼痛，发热，面黄而喘，头痛鼻塞而烦）。

9. 风湿相搏，骨节疼烦，掣痛不得屈伸，近之则痛剧，汗出短气，小便不利，恶风不欲去衣，或身微肿者，甘草附子汤主之。

10. 太阳中热，暍是也。其人汗出恶寒，身热而渴也，白虎汤主之。

解析

1. 太阳伤寒病，证见发热，不出汗，怕冷，项背强直的，名为刚痉。

2. 太阳病，发热，出汗，不怕冷，项背强直的，名为柔痉。

3. 太阳病，气机不得通利则无汗，湿邪郁闭胸中则小便少，胸满，津液亏少不能濡养则口不能语，是刚痉的先兆，应以葛根汤开泻腠理，滋阴舒筋。

4. 刚痉，为实热积滞，壅塞于上，患者可见胸部胀满，口闭不能开，角弓反张，卧时不能着席，两腿拘挛，磨牙等热证，可予大承气汤峻泻实热，津液可存，则病可痊愈。

5. 痉病的患者，发汗后，如果脉象转变为滑利，腹部胀大，为病情好转之象；若脉象还像从前一样，反而更见伏弦的，定会再发痉。

6. 久患疮病的人，津血亏损，此时即使有太阳病而身体疼痛，为伤寒挟虚，绝不能发汗，因为汗出会导致津液受损，引发痉病。

7. 风湿病，如果脉浮，身重，汗出而恶风的，是风湿表虚之证，可用防己汤调和营卫。

风湿性关节炎

8. 患者见气喘，头痛，鼻塞，心烦，脉大，饮食尚可，肠胃和谐，主要是头部受了寒湿而引起鼻塞，可将药塞到鼻孔里以宣散寒湿，通利气机，就会痊愈。

9. 风与湿相搏结，骨节疼痛而烦，手足牵引疼痛难以弯曲，不能

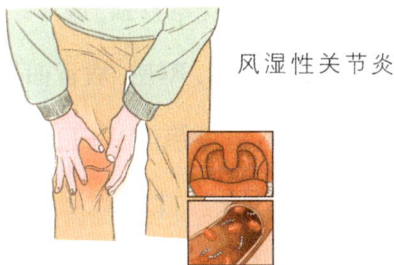

触碰，汗出，短气，小便不利，怕风，身体微肿者，为阳虚而邪气盛，可以用甘草附子汤温经助阳，益气化湿。

10. 由中暑引起的太阳病，称为暍病。患者汗出，恶寒，身热而渴，用白虎汤加人参汤清热解暑，益气生津。

平阳毒阴毒百合狐惑脉证第三

本篇论述阴阳毒、百合病以及狐惑病的脉证、治疗及预后。

原文

1. 阳毒为病，身重腰背痛，烦闷不安，狂言，或走，或见鬼，或吐血下痢，其脉浮大数，面赤斑斑如锦纹，喉咽痛，唾脓血，五日可治，至七日不可治也。有伤寒一二日便成阳毒，或服药吐、下后变成阳毒。升麻汤主之。

2. 阴毒为病，身重背强，腹中绞痛，咽喉不利，毒气攻心，心下坚强，短气不得息，呕逆，唇青面黑，四肢厥冷，其脉沉细紧数，身如被打，五六日可治，至七日不可治也。或伤寒初病一二日，便结成阴毒，或服药六七日以上至十日，变成阴毒。甘草汤主之。

3. 百合之为病，其状常默默，欲卧，复不能卧，或如强健人，欲得出行，而复不能行，意欲得食，复不能食，或有美时，或有不用闻饮食臭时，如寒无寒，如热无热，朝至口苦，小便赤黄，身形如和，其脉微数。百脉一宗，悉病，各随证治之。百合病，见于阴者，以阳法救之；见于阳者，以阴法救之。见阳攻阴，复发其汗，此为逆，其病难治；见阴攻阳，乃复下之，此亦为逆，其病难治（《千金方》云：见在于阴而攻其阳，则阴不得解也，复发其汗为逆也；见在于阳而攻其阴，则阳不得解也，复下之，其病不愈）。

4. 狐惑为病，其状如伤寒，默默欲眠，目不得闭，卧起不安。蚀于喉为惑，蚀于阴为狐。狐惑之病，并不欲饮食，闻食臭，其面目乍赤、乍白、乍黑。其毒蚀于上者，则声喝；其毒蚀下部者，咽干。蚀于上部，泻心汤主之；蚀于下部，苦参汤淹洗之；蚀于肛者，雄黄熏之。

5. 其人脉数，无热微烦，默默欲卧，汗出，初得三四日，目赤如鸠眼，得之七八日，目四眦黄黑，若能食者，脓已成也，赤小豆当归散主之。

解析

1. 阳毒病，症状有身体沉重，腰背痛，烦闷不安，口出狂言，像见鬼一样到处乱跑，或有表现为吐血，腹泻，脉象浮大而数，面红且出现如花纹样红斑，咽喉痛，吐脓血的，这是热毒亢盛的表现。阳毒病在五天之内尚可治疗，到了七天就难治了，伤寒病，在几天之内就会变成阳毒，有的因服药或误吐误下后也可变成阳毒病，可选用升麻汤治疗。

2. 阴毒病，有身重背部强直，腹中绞痛，咽喉不利的症状。毒气攻心，导致心下坚硬，短气，呼吸困难，呕吐，唇色发青，面色发黑，四肢厥冷,脉象沉细紧数,浑身疼痛的,这是邪毒内陷的表现。阴毒病在五六天之内尚可治疗,到了第七天就难治了。伤寒病,在一两天之内就会变成阴毒病,有的因服药六七天以上、十天之内变成阴毒的,可用甘草汤治疗。

3. 百合病,有的沉默不语,想睡又不能安卧。有的像健康人似的,虽然想出去走走,但又走不动,想吃又吃不下,食欲时有时无,有时连食物的气味都不愿闻。怕冷却不是真的觉得冷,觉得热又不是真的发热。晨起口中发苦,小便黄赤,身形正常但脉象数。因为百脉同出一源,一有病证,全身经脉均会受影响,治疗上应注意辨证施治。百合病见于阴证的,应用阳法救治;见于阳证的,应用阴法救治。如果见到阳证,却用阳法治疗,并用发汗法,这是逆治,病情难以治愈。见到阴证却用阴法治疗,并用下法,这也是逆治,病难治愈。

4. 狐惑病,症状和伤寒有些类似,如默默不语,想睡却不能闭目安眠,喉咙有腐蚀创口,称为惑,腐蚀于阴部称为狐。狐惑病以咽喉部、前后二阴的腐烂为特征,是一种与肝脾肾湿热内蕴有关的口、眼、阴部的溃烂,并且伴有神志反应,表现为不欲饮食,觉得食物的味道发臭,面部颜色一阵红、一阵白、一阵黑,毒蚀于上者会出现声音嘶哑,可以用泻心汤治疗。蚀于阴部的,可用苦参汤泡洗。蚀于肛门部的,用雄黄熏治。

5. 患者脉数,无发热,微烦,不想说话,昏昏欲睡,自汗,在刚开始得病的三四天,患者的双眼像斑鸠的眼睛一样红,到七八天后两眼外眦出现黄黑色,这时病人如果食欲正常,是热毒蕴结,脓血已成的表现,可以用赤豆当归散主治。

平霍乱转筋脉证第四

本篇论述霍乱、转筋的脉证及治疗。

原文

1. 问曰：病有霍乱者何？师曰：呕吐而利，此为霍乱。

2. 问曰：病者发热，头痛，身体疼，恶寒，而复吐利，当属何病？师曰：当为霍乱。霍乱吐利止，而复发热也。伤寒，其脉微涩，本是霍乱，今是伤寒，却四五日，至阴经上，转入阴必吐利。

3. 转筋为病，其人臂脚直，脉上下行，微弦，转筋入腹，鸡屎白散主之。

解析

1. 问：霍乱的症状是什么样的呢？答：呕吐与泄泻并发，病势急剧的，这就是霍乱。

2. 问：患者发热、头痛，全身疼痛又怕冷，又呕吐腹泻，这是什么病？师答：这应是霍乱病。霍乱病呕吐与腹泻的症状停止以后，还会出现发热。这是寒邪伤于机体与霍乱后津液大伤相结合，出现的脉象微涩，经过四五天，病邪由阳经传至阴经，必然会出现呕吐腹泻。

3. 霍乱后可能会出现转筋病，四肢拘急作痛，尤其是小腿部，严重时可见痉挛从小腿处牵引到小腹部，这就叫转筋入腹，脉象三部均见微弦，可以用鸡屎白散治疗（鸡屎白性寒下气，通利二便，常用于湿热转阴之转筋）。

平中风历节脉证第五

本篇讨论中风、历节二病的病因病机、脉证及治疗。

原文

1.夫风之为病,当半身不遂,或但臂不遂者,此为痹。脉微而数,中风使然。

2.头痛脉滑者,中风,风脉虚弱也。

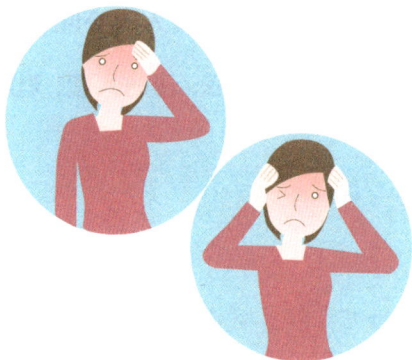

3.寸口脉浮而紧,紧则为寒,浮则为虚,虚寒相搏,邪在皮肤。浮者血虚,络脉空虚,贼邪不泻,或左或右。邪气反缓,正气则急,正气引邪,㖞僻不遂。邪在于络,肌肤不仁;邪在于经,则重不胜;邪入于腑,则不识人;邪入于脏,舌即难言,口吐于涎。

4.寸口脉迟而缓,迟则为寒,缓则为虚。荣缓则为亡血,卫迟则为中风。邪气中经,则身痒而瘾疹。心气不足,邪气入中,则胸满而短气。

5.趺阳脉浮而滑,滑则谷气实,浮则汗自出。

6.少阴脉浮而弱,弱则血不足,浮则为风,风血相搏,则疼痛如掣。

7. 盛人脉涩小, 短气, 自汗出, 历节疼, 不可屈伸, 此皆饮酒汗出当风所致也。

解 析

1. 中风这个病, 常见症状是半身不遂, 有见到肩臂转动不利的, 这是痹证。脉象微而数, 这是中风所造成的。

2. 头痛, 脉滑的是中风病, 中风脉象是虚弱的。

3. 寸口脉浮而紧, 脉象浮是血虚的表现, 脉象紧为寒象, 营血不足导致络脉空虚, 邪气不能外泄, 或窜于左, 或窜于右, 邪气缓和后, 正气反复, 正气牵引邪气, 引得口㖞眼斜, 半身不遂。若邪在络脉, 则肌肤麻木不仁。若邪在经脉, 则肢体沉重难以抬举。若邪入腑, 则神识不清。若邪入脏, 则说话困难, 舌头难以转动, 口中流涎。

4. 寸口脉迟而缓, 脉象迟为寒象, 脉象缓为虚象。营气循脉中, 营缓是失血所致, 卫循脉外, 卫缓是风中肌表所致。如果风邪侵入经脉, 可见周身发痒而发瘾疹; 如果心气不足, 邪气侵入, 则会导致胸中满闷且呼吸短促。

5. 趺阳脉为胃脉, 谷气指胃气。趺阳脉浮而滑的, 浮脉为风外泻, 滑脉为胃实热, 风热蒸于肌肤腠理之间, 所以见自汗出。

6. 少阴脉为心脉, 心主血, 心脉浮而弱的, 是为血虚, 浮则为风邪, 血虚则筋骨失养, 风入于经络, 就会发生抽掣样的疼痛。

7. 身体肥胖的人, 见涩而小脉的, 是虽然素体壮盛, 但里已虚, 阳气不足, 故见气短, 多汗, 汗出腠理不固, 外风侵袭, 又遇到饮酒, 风湿相结, 称为历节病, 表现为关节疼痛不能屈伸。

平血痹虚劳脉证第六

本篇讨论血痹、虚劳的病因病机、脉证及治疗。

原文

1. 问曰：血痹从何得之？师曰：夫尊荣人，骨弱肌肤盛，重因疲劳汗出，卧不时动摇，加被微风，遂得之。形如风状（《巢原》云：其状如被微风所吹），但以脉自微涩，在寸口、关上小紧。宜针引阳气，令脉和，紧去则愈。

2. 血痹，阴阳俱微，寸口、关上微，尺中小紧，外证身体不仁，如风痹状，黄芪桂五物汤主之。

3. 夫欲治病，当先知其证何趣，乃当攻之耳。

4. 男子平人，脉大为劳，极虚亦为劳。

5. 男子劳之为病，其脉浮大，手足暖，春夏剧，秋冬差，阴寒精自出，酸削不能行，少腹虚满。

6. 人年五十、六十，其病脉大者，痹侠背行，苦肠鸣，马刀侠瘿者，皆为劳得之。

7. 男子平人，脉虚弱细微者，喜盗汗出也。

8. 男子面色薄者，主渴及亡血。卒喘悸，其脉浮者，里虚也。

解析

1. 问：血痹病是什么？师答：尊贵之人，素食肥甘厚味，往往骨弱肌肤盛，不耐劳苦，稍有劳累则汗出，汗出后腠理开，阳气弱，此时风邪侵入，就会得血痹病。血脉闭阻，导致不能久卧，睡卧时身体辗转动摇，其表现像中风，脉见微而涩，在寸口和关上脉小而紧，应用针刺法引动阳气，使气血通畅，邪气得泄，病也就好了。

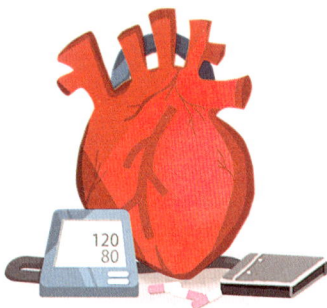

2. 血痹病的患者，阴血和阳气都不足，脉象可见寸口关上的脉微弱，尺中的脉小而紧。症状表现为身体如风痹样麻木，不知痛痒，可以用黄芪桂枝五物汤益气温经治疗。

3. 凡是治病，应该先知道病证所在，再审因论治。

4. 从外表看来健康的男子，应为平脉，要是脉浮大无力，或脉象弱，应为虚劳病。

5. 劳病患者，脉浮大，手脚热，每逢春夏季节加重，到秋冬则减轻的，是阴虚内热的缘故，阴虚则精不守，故遗精，腰肢酸软，不能行走。

6. 人到了五六十岁，有脉象大的，且背部两旁有麻痹感，肠鸣音增多，腋下以及颈部出现瘰疬的，都是由劳伤所致。

7. 男子外表如常人一般，但出现脉虚弱而细微的，常易患虚劳病，喜盗汗。

8. 男子面色淡白，主因口渴及失血。如果突然发生呼吸喘促伴有心悸，脉浮的，这是里虚的缘故。

平消渴小便利淋脉证第七

本篇讨论消渴、淋病的病因病机、脉证及治疗。

原文

1.师曰：厥阴之为病，消渴，气上冲心，心中疼热，饥而不欲食，食即吐，下之不肯止。

2.寸口脉浮而迟，浮则为虚，迟则为劳。虚则卫气不足，迟则荣气竭。

3.趺阳脉浮而数，浮则为气，数则消谷而紧（《要略》紧作大坚）。气盛则溲数，溲数则紧（《要略》作坚），紧数相搏，则为消渴。

4.男子消渴，小便反多，以饮一斗，小便一斗，肾气丸主之。

5.师曰：热在（一作结）下焦则溺血，亦令人淋闭不通。

6.淋之为病，小便如粟状，少腹弦急，痛引脐中。

7.寸口脉细而数，数则为热，细则为寒，数为强吐。

8.趺阳脉数，胃中有热，则消谷引食，大便必坚，小便则数。

9.少阴脉数，妇人则阴中生疮，男子则气淋。

10.淋家不可发汗，发汗则必便血。

解析

1.师说：厥阴病是正与邪交争的阶段，其病多为寒热错杂，症状为口渴饮水不解，气逆向上冲于心，胃部灼热不适，饥饿却不欲饮食，一吃东西就要呕吐，如果此时误用泻下药，必导致腹泻不止。

2.寸口脉浮且迟，脉浮而无力主虚，为卫气不足，迟脉主劳，为营气耗竭。

3.趺阳脉浮且数，脉浮为热气上浮，趺阳脉数为胃热，故见消谷善饥，大便硬。热气盛则小便数，小便数亦可见大便坚硬，二者相互为患，为消渴病。

4.男子得了消渴病，小便增多，饮水一斗，小便也有一斗的，可以用肾气丸治疗。消渴病可分为三消，口渴多饮的为上消，善食易饿的为中消，饮下多少小便多少的为下消。

5.师说：热邪结于下焦，邪热侵袭膀胱致气化不利的，则见尿血，或小便淋涩而不畅。

6.淋的病状，是小便解出时感觉像粟粒状的沙子一样，并伴有少腹拘急，甚至疼痛牵引脐中。

7.寸口脉细而数，脉数主热，脉细主寒。多为剧烈呕吐所致（此句语言不通，应有错简）。

8.趺阳脉数的，主胃中有热，常表现为消谷善饥，大便硬，小便数。

9.少阴脉数的，在妇人可见阴部生疮，在男子则气淋。

10.患淋病者不可行发汗，淋证者，膀胱津液虚，如果再发汗夺其津液，必致膀胱气竭，引发尿血。

平水气黄汗气分脉证第八

本篇讨论水气、黄汗以及气分病的病因病机、辨证论治。

原 文

1. 太阳病, 脉浮而紧, 法当骨节疼痛, 而反不疼, 身体反重而酸, 其人不渴, 汗出即愈, 此为风水。恶寒者, 此为极虚, 发汗得之。渴而不恶寒者, 此为皮水。身肿而冷, 状如周痹, 胸中窒, 不能食, 反聚痛, 暮躁不眠, 此为黄汗。痛在骨节, 咳而喘, 不渴者, 此为脾胀。其形如肿, 发汗即愈。然诸病此者, 渴而下利, 小便数者, 皆不可发汗。

2. 风水, 其脉浮, 浮为在表, 其人能食, 头痛汗出, 表无他病, 病者言但下重, 故从腰以上为和, 腰以下当肿及阴, 难以屈伸。防己黄芪汤主之 (一云: 风水, 脉浮身重, 汗出恶风者, 防己黄芪汤主之)。

3. 风水, 恶风, 一身悉肿, 脉浮不渴, 续自汗出, 而无大热者, 越婢汤主之。

4. 师曰: 里水者, 一身面目洪肿, 其脉沉。小便不利, 故令病水。假如小便自利, 亡津液, 故令渴也, 越婢加术汤主之 (一云: 皮水, 其脉沉, 头面浮肿, 小便不利, 故令病水。假令小便自利, 亡津液, 故令渴也)。

5. 寸口脉浮而迟, 浮脉热, 迟脉潜, 热潜相搏, 名曰沉。趺阳脉浮而数，浮脉热，数脉止，热止相搏，名曰伏。沉伏相搏，名曰水。沉则络脉虚，伏则小便难，虚难相搏，水走皮肤，则为水矣。

6. 寸口脉弦而紧，弦则卫气不行，卫气不行则恶寒，水不沾流，走在肠间。

7. 少阴脉紧而沉，紧则为痛，沉则为水，小便即难。师曰：脉得诸沉者，当责有水，身体肿重。水病脉出者，死。

8. 夫水病人，目下有卧蚕，面目鲜泽，脉伏，其人消渴。病水腹大，小便不利，其脉沉绝者，有水，可下之。

9. 水之为病，其脉沉小属少阴，浮者为风。无水虚胀者为气，水，发其汗即已。沉者与附子麻黄汤，浮者与杏子汤。

10. 少阳脉卑，少阴脉细，男子则小便不利，妇人则经水不通。经为血，血不利则为水，名曰血分（一云水分）。

11. 黄汗之病，身体洪肿（一作重），发热，汗出而渴（而渴，一作不渴），状如风水，汗沾衣，色正黄如柏汁，其脉自沉。

解析

1. 太阳病，脉象浮而紧的，应当骨节疼痛，但如果患者骨节不痛，身体沉重酸楚，口不渴的，汗出后就会痊愈，这就是风水病。汗出后恶寒，是误汗损伤胃阳。口渴而不怕冷的，是皮水。身体浮肿而发冷，症状像周身麻痹一样的，胸中憋闷，不能进食，傍晚时躁扰不安，睡不安宁的，这是黄汗病。骨节疼痛，咳嗽且气喘，口不渴的，是脾胀病，症状与水肿病类似，发汗就可治愈。凡是治疗水气病，无论口渴、腹泻、小便次数增多，都不可以用发汗法治疗。

2.风水病，脉象浮，患者见饮食尚可，头痛而有汗出，无其他症状，自述下半身有沉重感，腰以下水肿到阴部，屈伸困难，可以用防己黄芪汤益气祛风，健脾利水。

3.风水病，患者怕风，全身浮肿，脉浮而口不渴，持续出汗，无明显发热的，可用越婢汤疏风解表，宣肺利水。

4.师说：皮水病，是脾虚，肺气不宣，通调失职，水气流于肌肤，患者见全身面目浮肿，脉沉，小便不利，所以产生水病。如果小便通利而口渴，这是津液损伤，可用越婢加术汤疏风邪热，发汗利水。

5.寸口脉浮而迟，脉浮为热，脉迟为潜，热与潜相搏，称为沉。趺阳脉浮而数，浮主邪热，数主水谷精微不能运化，热与壅滞相搏，称为伏。沉与伏相搏，称为水。沉为营血不足，络脉空虚，伏为阳气不化，小便困难，虚与难相搏，则见水气停留于肌肤，成水气病。

6.寸口脉弦而紧，弦为卫气不畅，因此见怕冷，水气不能运行，潴留于肠间，形成水气病。

7.少阴脉紧而沉，紧主痛，沉主水气停留，水气不化则小便困难。

师说：当出现沉脉后，应考虑病人有水气，常表现为身体沉重，水肿，如果脉象暴出且无根的，为死证。

水肿

8.水气病的患者，下眼胞浮肿明显，状如卧蚕，面部以及双眼光亮润泽，脉伏的，为消渴病。如果腹部肿大，小便不利，脉象沉绝的，为内里有水气停聚，可以用攻下法治疗。

9.水肿病，脉象沉小的，属少阴，

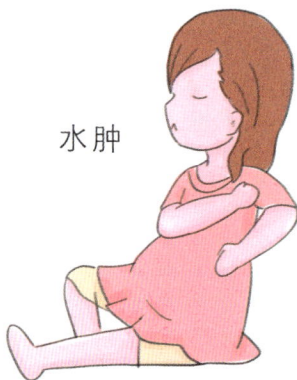

为肾水，如果见脉象浮的则是外有风邪，属于风水。没有水分积聚而引起的虚胀是由气引起的，而对于有水分积聚的水肿，通过发汗即可治愈。水肿病见脉沉的，应用附子麻黄汤，脉浮的当用杏子汤发汗。

10. 少阳脉（耳门微前上方部位之脉）按之沉细而弱，少阴脉细者，男子见小便不利，女子见月经不通，月经源于血，血不通则成水气病，称为血分。

11. 黄汗的表现，有身体浮肿，发热汗出且口渴，症状类似于风水病，汗液呈黄色且沾染衣服，颜色如同黄柏汁，脉象沉。

平黄疸寒热疟脉证第九

本篇讨论黄疸、寒热、疟病的脉证、预后及治疗。

原文

1. 凡黄候，其寸口脉近掌无脉，口鼻冷，病不可治。

2. 脉沉，渴欲饮水，小便不利者，皆发黄。

3. 腹满，舌萎黄，躁不得睡，属黄家。

4. 黄疸，腹满，小便不利而赤，自汗出，此为表和里实，当下之，宜大黄黄柏栀子芒硝汤。

5. 酒黄疸者，或无热，靖言了了，腹满欲吐，鼻燥。其脉浮者，先吐之；沉弦者，先下之。

6. 寸口脉微而弱，微则恶寒，弱则发热。当发不发，骨节疼痛；当烦不烦，而极汗出。趺阳脉缓而迟，胃气反强。少阴脉微，微则伤精，阴气寒冷，少阴不足。谷气反强，饱则烦满，满则发热，客热消谷，发已复饥，热则腹满，微则伤精，谷强则瘦，名曰谷寒热。

7. 阳明病，脉迟者，食难用饱，饱则发烦。头眩者，必小便难，此欲作谷疸。虽下之，腹满如故，所以然者，脉迟故也。

8. 趺阳脉紧而数，数则为热，热则消谷；紧则为寒，食即满也。尺脉浮为伤肾，趺阳脉紧为伤脾。风寒相搏，食谷则眩，谷气不消，胃中苦浊，浊气下流，小便不通。阴被其寒，热流膀胱，身体尽黄，名曰谷疸。

9. 黄家，日晡所发热，而反恶寒，此为女劳得之。膀胱急，少腹满，身尽黄，额上黑，足下热，因作黑疸。其腹胀如水状，大便必黑，时溏，此女劳之病，非水也。腹满者难治。硝石矾石散主之。

10. 夫疟脉自弦也，弦数者多热，弦迟者多寒。弦小紧者可下之，弦迟者可温药。若脉紧数者，可发汗，针灸之。浮大者，吐之。脉弦数者，风发也，以饮食消息止之。

解析

1. 黄疸病，如果寸口部脉难以摸到，并伴有口鼻冷的，是危证。

2. 脉象沉，口渴想喝水的，如果小便不利，有发为黄疸的可能。

3. 腹胀满，身体皮肤萎黄，不润泽，烦躁不能入睡的，是黄疸病。

4. 黄疸病人腹部胀满，小便不利且颜色深甚至发红，自汗出，这是表无邪而里实的证候，应当用泻下法，可用大黄黄柏栀子芒硝汤治疗。

5. 患酒疸的病人，有的不发热，言语清晰，平素安静，腹部胀满，想呕吐，鼻腔干燥的，如果出现浮脉，则邪在上，可先用涌吐法；脉沉的，邪在下，可用泻下法。

6. 患者寸口脉象微弱，微主恶寒，弱主发热，当发热而不发，会出现骨节酸痛；当烦躁而不烦，会出现大汗出。趺阳脉缓而迟的，是胃气反而强盛。少阴脉微，微主伤精，精血不足，且肾阳衰微，阴寒内盛，导致脾阳不振，如果反见患者食欲尚佳，饱食后腹部胀满且发热的，这是因为邪热于胃中消谷，并非真的胃气强，所以发作后又觉得饥饿，所以越吃越消瘦，这叫作谷寒热。

7. 患阳明病，脉象迟，是脾胃虚寒，不能运化，故不能饱食，吃饱后易阻滞不化，水谷之湿郁蒸，则微烦，清阳不升，则头晕目眩，浊阴难降则小便难，这是形成谷疸的征象。如果误用了下法，腹部的胀满如故，这是因为脾胃受损，水谷不运，郁滞中焦，所以下之后腹满如故，应该选用升清泻浊，温中健运之药。

8. 趺阳脉紧而数，数主热，胃热易消化食物，常感到饥饿，紧主寒，寒邪损伤脾阳，则食后腹部胀满。如果尺脉浮，为风热伤肾；趺阳脉紧，为寒邪伤脾；风寒相搏，进食后则头晕目眩，食物不能消化，湿热蕴结于肠胃，胃部不舒，浊气不下流，则小便不通利，又因少阴脾脏感受寒邪，湿热流于膀胱，因此出现全身都发黄的症状，名叫谷疸。

9. 黄疸病，下午三点到五点时出现发热恶寒的，这是女劳疸。女劳疸常表现为膀胱急迫，全身发黄，脑门发黑，脚底热等肾热之证。患者腹胀如充水状，大便必黑，偶尔会有溏稀状态，是女劳疸病，而非水疸之症。女劳疸如果小肚子胀满的，是脾肾两败，不是水不运行之脾湿之证，所以难治，可用硝石矾石散除热。

10. 疟疾患者，应为弦脉，如果脉弦数，多属热证，脉弦迟的，多属寒证。脉弦而小紧的，主里，可用下法。脉弦而迟的，主寒，可用温药治疗。脉紧数，多为邪在表，可用针灸发汗。脉浮大的，为邪在上，可用吐法。脉弦数的，属热极生风，可用饮食调理。

平胸痹心痛短气贲豚脉证第十

本篇论述胸痹、心痛、短气以及奔豚病的脉证及治疗。

原文

1. 师曰：夫脉当取太过与不及，阳微阴弦，则胸痹而痛。所以然者，责其极虚也。今阳虚知在上焦，所以胸痹心痛者，以其脉阴弦故也。

2. 胸痹之病，喘息咳唾，胸背痛，短气，寸口脉沉而迟，关上小紧数者，栝蒌薤白白酒汤主之。

3. 平人无寒热，短气不足以息者，实也。

4. 贲豚病者，从少腹起，上冲咽喉，发作时欲死，复止，皆从惊得。其气上冲胸，腹痛，及往来寒热，贲豚汤主之。

5. 师曰：病有贲豚，有吐脓，有惊怖，有火邪，此四部病皆从惊发得之。

解析

1. 师说：诊脉时，应注意脉象的太过与不及，寸口脉微而尺脉弦，主胸中闭塞疼痛。这是因为上焦阳气的极度虚弱，而形成了胸痹心痛的病证。寸口脉微则阳得阴脉，上焦阳虚；尺中脉弦为太过，阴得阴脉，下焦饮实。寸口脉为阳，候上焦，即胸中部，如果寸口脉微，尺部弦，阳虚阴盛，故成胸痹。

2. 胸痹病，症见呼吸急迫，咳嗽、吐痰涎、胸背疼痛，气短，寸口脉沉迟，关脉小紧数的，可用栝蒌薤白白酒汤辛开温通。

3. 身体健康的人，没有恶寒发热的症状，突然出现气短喘促，是邪在胸中，痹而不通，致呼吸不畅，属实证。

4. 奔豚病发病时，自觉有一股气从小腹向上冲到咽喉，严重的甚至呼吸困难，十分痛苦，但发作后，又恢复如常人，这种病是由于惊恐等情志刺激而引起的。奔豚病发作时，有气上冲胸，腹痛，伴寒热往来的，用奔豚汤调气散逆。

5. 师说：奔豚、吐脓、惊怖、火邪这四种病，都是由惊恐等情志过度刺激引起的。

平腹满寒疝宿食脉证第十一

本篇论述腹满、寒疝、宿食诸病的脉证及治疗。

原文

1. 趺阳脉微弦，法当腹满，不满者必下部闭塞，大便难，两胠（一云脚）疼痛。此虚寒从下上也，当以温药服之。

2. 病者腹满，按之不痛为虚，痛者为实，可

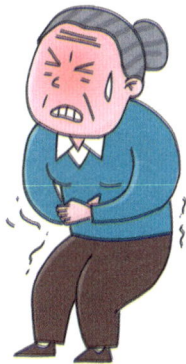

下之。舌黄未下者，下之黄自去。腹满时减，减复如故，此为寒，当与温药。

3. 趺阳脉紧而浮，紧则为痛，浮则为虚，虚则肠鸣，紧则坚满。

4. 双脉弦而迟者，必心下坚。脉大而紧者，阳中有阴也，可下之。

5. 夫瘦人绕脐痛，必有风冷。谷气不行，而反下之，其气必冲。不冲者，心下则痞。

6. 夫脉浮而紧乃弦，状如弓弦，按之不移。脉数弦者，当下其寒。胁下偏痛，其脉紧弦，此寒也，以温药下之，宜大黄附子汤。

7. 寸口脉弦而紧，弦则卫气不行，卫气不行则恶寒，紧则不欲食，弦紧相搏，则为寒疝。

8. 宿食在上管，当吐之。

解析

1. 趺阳脉出现肝脉弦象，肝脾皆盛，必有腹部胀满，如果反见腹部不满，为脾不受病，肝郁不能条达，必定出现大便困难，两侧腋下至腰部疼痛，脉微弦，均为虚寒上逆所致，应该用温药治疗。

2. 腹胀满，按之不痛的属虚证，按之疼痛的属实证，实证可用攻下法治疗。如果腹满，舌苔黄，尚未用过攻下药的，用了攻下药后黄苔即可退去；腹胀满，时轻时重的，这是寒邪所致，当用温药治疗。

3. 趺阳脉紧而浮，紧主寒证、为腹痛，浮主气、为腹满，气虚则腹部胀满,寒甚则腹中绞痛,浮紧相搏,见肠鸣转气,气机转动则胸膈壅滞,得气以下行。

4. 脉象弦而迟的,必见心下坚硬痞实,如果脉大而紧的,为实邪中夹寒邪的,可用下法。

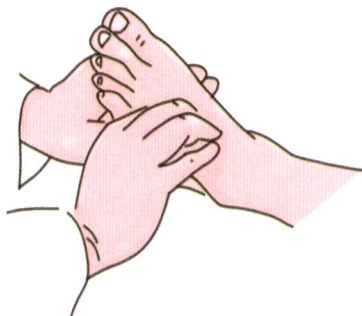

诊趺阳脉

5. 瘦弱的人,脐周疼痛的,是感受风寒,可见大便不通,如果用下法,则损伤下焦元气,虚寒之气上冲,如果气未上冲,则会心下痞满。

6. 患者脉浮而紧,是弦脉之象,按之如弓弦那样挺直不移。如果脉弦数,当用温下法以祛寒邪。胁下一侧疼痛,脉紧而弦的,这是寒实证,应用温下药治疗,用大黄附子汤温阳散寒,通便止痛。

7. 寸口脉弦而紧,弦是由于卫气不行、阳虚,卫气不行则恶寒怕冷,紧是由于寒邪壅滞于胃,胃阳虚衰,所以不想吃东西,弦紧相搏则形成寒疝病。

8. 不消化的食物留于上脘部的,当用吐法治疗,可用瓜蒂散催吐。

平五脏积聚脉证第十二

本篇论述五脏积聚的脉证。

原文

1. 问曰:病有积、有聚、有糓气。何谓也? 师曰: 积者,脏病也，终不移；聚者，腑病也，发作有时，展转痛移，为可治；繫气者，胁下痛，按之则愈，愈复发为繫气。夫病已愈，不得复发，今病复发，即为繫气也。

2.诸积大法，脉来细而附骨者，乃积也。寸口，积在胸中。微出寸口，积在喉中。关上，积在脐旁。上关上，积在心下。微下关，积在少腹。尺，积在气（街）。脉出在左，积在左；脉出在右，积在右；脉两出，积在中央。各以其部处之。

3.诊得肺积，脉浮而毛，按之辟易，胁下气逆，背相引痛，少气，善忘，目瞑，皮肤寒，秋差夏剧，主皮中时痛，如虱缘之状，甚者如针刺，时痒，其色白。

4.诊得心积，脉沉而芤，上下无常处，病胸满，悸，腹中热，面赤，嗌干，心烦，掌中热，甚即唾血，主身瘈疭，主血厥，夏差冬剧，其色赤。

5.诊得脾积，脉浮大而长，饥则减，饱则见，䐃起与谷争减，心下累累如桃李，起见于外，腹满呕泄，肠鸣，四肢重，足胫肿，厥不能卧，是主肌肉损，其色黄。

6.诊得肝积，脉弦而细，两胁下痛，邪走心下，足肿寒，胁痛引少腹，男子积疝，女子瘕淋，身无膏泽，喜转筋，爪甲枯黑，春差秋剧，其色青。

7.诊得肾积，脉沉而急，苦脊与腰相引痛，饥则见，饱则减，少腹里急，口干，咽肿伤烂，目䀮䀮，骨中寒，主髓厥，善忘，其色黑。

解 析

1. 问：该怎么理解积、聚、系气这几种病呢？师说：积是脏病，病位固定不移动；聚是腑病，时有时无，部位不固定可以游走，这种病是可以治好的；系气是胁下痛，用手按就会缓解的，之后仍会复发。凡病已经痊愈的，就不会再发作，如果又复发，就是系气。

2. 判断诸积的主要方法是：脉象沉细的，重至骨才能摸到的，这是积证。寸口部脉象沉细，为积在胸中；脉象沉细，搏动稍微出于寸口的，表示积在喉中；关部脉沉细，积在肚脐周围；关部脉上脉沉细，表示积在心下；关部脉下膝脉沉细，是积在少腹；尺部脉沉细，积在气冲；左手脉沉细，则积在身体左侧；右手脉沉细，积在身体右侧；双手脉沉细，积在中央。根据不同部位，采取不同治法。

3. 肺积的患者，脉浮而软，脉随手的下按下陷。胁下有气上逆，背部牵引疼痛，呼吸短促，遇事健忘，目欲闭，皮肤冷，秋天病情好转，夏天则加剧，皮肤常感觉疼痛，好似虱子爬行过，时有发痒，肤色白。

4. 心积的患者，脉象沉而芤，脉位上下无常处，胸满闷，心悸，腹中热，面色赤，咽干，心烦，手心热，甚至咳中带血，浑身抽搐，出血过多而昏厥，夏天病情好转，冬天则加剧，肤色红。

5. 脾积的患者，脉象浮大而长，饥饿时症状略减，饱食后症状明显，症状随饮食多少而变化，心下累累如桃李，站立时能看到。腹部胀满，呕吐，泄泻，肠鸣，四肢沉重，脚脖肿且冰冷，不能卧，是肌肉受损，面色黄。

6. 肝积的患者，脉弦细，胁下痛，邪气内窜，疼痛向心下延，脚肿大而冷，胁痛牵引小腹，男子积疝气，女子瘕聚淋浊，皮肤干燥没有光泽,常常抽筋,爪甲枯黑,春天病情好转,秋天病情加重,肤色青。

7.肾积的患者,脉沉急,脊腰牵引疼痛,饥饿时发作,饱时缓解,小腹拘急,口干,咽部肿大溃烂,视物不明,寒冷彻骨,髓海空虚而昏厥,健忘,肤色黑。

平惊悸衄吐下血胸满瘀血脉证第十三

本篇论述惊、悸、衄、吐血、下血、胸满、瘀血病的病机、证候以及脉象。

原文

1.寸口脉动而弱,动则为惊,弱则为悸。

2.趺阳脉微而浮,浮则胃气虚,微则不能食,此恐惧之脉,忧迫所作也。惊生病者,其脉止而复来,其人目睛不转,不能呼气。

3.亡血家,不可攻其表,汗出则寒栗而振。

4.寸口脉微弱,尺脉涩,弱则发热,涩为无血,其人必厥,微呕。夫厥,当眩不眩,而反头痛,痛为实,下虚上实必衄也。

5.太阳脉大而浮,必衄、吐血。

6.病人面无血色,无寒热,脉沉弦者,衄也。

7.病人身热,脉小绝者,吐血;若下血,妇人亡经,此为寒;脉迟者,胸上有寒,噫气喜唾。

8. 脉有阴阳、趺阳、少阴脉皆微，其人不吐下，必亡血。

9. 脉沉为在里，荣卫内结，胸满，必吐血。

解析

1. 寸口脉动而弱，动主受惊，弱主心悸。

2. 趺阳脉微而浮的，浮主胃气虚，微主不能食，这是惊恐的脉象，是由于忧愁焦虑所致。因惊恐而致病的，常表现为止而复来的脉象，目睛不转，呼气困难。

3. 失血的患者，不能用汗解法，汗出后会出现怕冷寒战的症状。

4. 寸脉微弱，尺脉涩弱，患者出现发热，涩脉主血虚，故此人必会厥逆，呕吐。本病应当兼有目眩而未出现目眩的，反而头痛，其痛属实证，这是下虚上实证，必会流鼻血。

5. 太阳病见脉大而浮的，必会出鼻血，吐血。

6. 患者面无血色，无恶寒发热之表证，脉沉弦的，会出鼻血。

7. 患者发热，脉微小欲绝，为寒凝经脉，多见于吐血、下血等血脉枯涩之绝证，脉迟，多见于噫气、喜唾等胃寒上逆病。（文中寒脉处疑似错简）

8. 趺阳脉为足阳明胃经的经脉，少阴脉为足少阴肾脉，位于太溪穴，为阴阳气血之本。趺阳脉、少阴脉皆为微脉，则气血虚少，见于亡血。

9. 脉沉为里证，病邪于里，气血内困而胸满者，必见吐血。

平呕吐哕下利脉证第十四

本篇论述呕、吐、哕、下利病的病因病机、脉证及治疗。

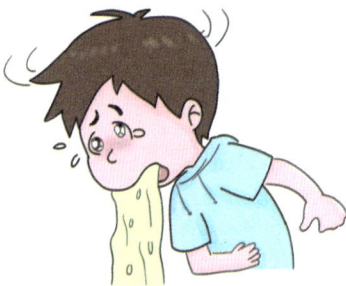

原文

1. 呕而脉弱，小便复利，身有微热，见厥者，难治。

2. 趺阳脉浮者，胃气虚，寒气在上，暖气在下，二气并争，但出不入，其人即呕而不得食，恐怖而死，宽缓即差。

3. 阳紧阴数，其人食已即吐。阳浮而数，亦为吐。

4. 寸紧尺涩，其人胸满，不能食而吐，吐止者为下之，故不能食。设言未止者，此为胃反，故尺为之微涩也。

5. 寸口脉紧而芤，紧则为寒，芤则为虚，虚寒相搏，脉为阴结而迟，其人则噎。关上脉数，其人则吐。

6. 脉弦者，虚也。胃气无余，朝食暮吐，变为胃反。寒在于上，医反下之，今脉反弦，故名曰虚。

7. 夫六腑气绝于外者，手足寒，上气，脚缩。五藏气绝于内者，下利不禁，下甚者，手足不仁。

8. 下利，脉沉弦者，下重；其脉大者，为未止；脉微弱数者，为欲自止，虽发热不死。

9.脉滑，按之虚绝者，其人必下利。

10.病者痿黄，躁而不渴，胃中寒实，而下利不止者，死。

解析

1.患者呕吐且脉弱，是胃气虚寒；小便自利，是阳气衰微，不能固摄；身有微热，是阴盛格阳；四肢厥冷的，是阳气欲脱，难治。

2.趺阳脉浮的，为胃气虚，寒气在上，暖气在下，两气相争，只升不降，患者出现呕吐，不能进食，要是情志不畅，就有死亡的危险，如果情绪有所缓解，病情会好转。

3.患者寸脉紧，尺脉数，数为热，热则消谷；紧为寒，食后即满，为呕吐病的脉象；寸口脉浮数的，同样主吐证。

4.患者寸脉紧，尺脉涩，为脾胃虚寒，常可见胸满闷，不能吃，吃下就吐，如果呕吐症状在攻下之后停止，是伤了胃气，所以不能进食，如果呕吐不止，这是胃反病，此时尺部可出现微涩脉。

5.患者的寸口部脉紧而芤，紧主寒证，芤主出血伤阴后的虚证，虚寒相搏，脉象就会由于阴寒凝滞而变迟脉，可见患者咽部有阻塞感，不能食，身体沉重；如果关部脉数，患者会呕吐。

6.脉弦是里虚的表现，胃中阳气不足，早晨吃的食物，傍晚就会吐掉，这就是胃反病。因上焦有寒，不宜用下法，如果误用，出现了弦脉，是虚证的表现。

7.六腑的精气衰竭于外，会出现四肢寒冷，气上冲，双脚挛缩；五脏精气衰竭于内，不能温养，则见腹泻，严重的甚至见手脚麻木不仁。

8.腹泻患者，脉象沉弦的，往往有里急后重的症状；腹泻而见脉大的，说明腹泻尚未停止，如果脉象微弱而数的，腹泻将会自行停止，这时即使发热也不会死亡。

9.脉滑，按之虚弱似有似无的，是正气虚严重的，不能内固而出现外泄，必会腹泻。

10.患者面色萎黄，烦躁口干而不口渴的，是胃有实寒；如果腹泻不止，是胃气衰败，可能死亡。

平肺痿肺痈咳逆上气痰饮脉证第十五

本篇论述肺痿、肺痈、逆气、痰饮病的病脉以及治疗。

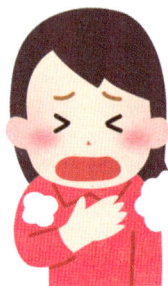

原文

1.肺痿，其人欲咳不得咳，咳则出干沫，久久小便不利，甚则脉浮弱。

2.咳而口中自有津液，舌上苔滑，此为浮寒，非肺痿也。

3.咳而胸满，振寒，脉数，咽干不渴，时时出浊唾腥臭，久久吐脓如粳米粥者，为肺痈，桔梗汤主之。

4.肺痈，胸满胀，一身面目浮肿，鼻塞清涕出，不闻香臭酸辛，咳逆上气，喘鸣迫塞，葶苈大枣泻肺汤主之。

5.寸口脉数,趺阳脉紧,寒热相搏,故振寒而咳。趺阳脉浮缓,胃气如经,此为肺痈。

6.胸中有留饮,其人短气而渴,四肢历节痛,其脉沉者,有留饮。

7.病者脉伏,其人欲自利,利者反快,虽利,心下续坚满,此为留饮欲去故也。甘遂半夏汤主之。

8.膈上之病,满喘咳吐,发则寒热,背痛,腰疼,目泣自出(目泣自出,一作目眩),其人振振身瞤剧,必有伏饮。

9.夫病人饮水多,必暴喘满。凡食少饮多,心下水停,甚者则悸,微者短气。

10.假令瘦人脐下悸,吐涎沫而癫眩者,水也,五苓散主之。

解析

1.肺痿病,患者咳而不出,即使咳出来也只是些干沫,病程日久,

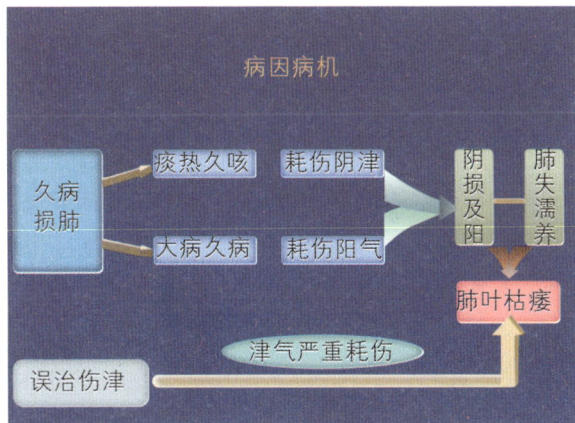

病因病机

久病损肺 → 痰热久咳 → 耗伤阴津 → 阴损及阳 / 肺失濡养

久病损肺 → 大病久病 → 耗伤阳气 → 阴损及阳 / 肺失濡养 → 肺叶枯痿

误治伤津 → 津气严重耗伤 → 肺叶枯痿

见小便不利, 严重的出现脉象浮弱。

2. 患者咳嗽, 口中有津液分泌, 舌苔润滑, 这是寒气在上的表现, 不是肺痿病。

3. 咳嗽并有胸膈满闷, 怕冷, 寒战, 脉数, 口干却不欲饮, 常吐出米粥样腥臭唾浊的, 这是肺痈, 可用桔梗汤治疗。

4. 患肺痈病者, 常见胸部胀满, 全身面目浮肿, 鼻塞流清涕, 丧失嗅觉, 咳嗽气喘, 喘息痰鸣, 痰涎壅滞于咽喉, 应当服用葶苈大枣泻肺汤治疗。

5. 患者寸口脉数, 趺阳脉紧, 数主热, 紧主寒, 寒热相搏, 脾寒运化不行, 水饮上于肺, 热邪炼饮成痰, 故见寒战而咳嗽。趺阳脉浮缓是胃经的本脉, 胃气如常, 这些是肺痈病的初起表现。

6. 水饮留在胸中的患者, 会短气, 口渴, 四肢关节疼痛, 脉沉。

7. 患者脉伏, 为痰饮阻遏血脉, 患者如果可以自行泻下, 泻下后觉得舒畅的, 是气机得舒; 但如果见心窝处仍坚硬胀满, 这是留饮还未去, 可用甘遂半夏汤治疗。

8. 膈上有痰饮, 出现胸部胀满, 气喘, 咳嗽, 呕吐, 发作的时候, 有恶寒发热的表证, 背痛, 腰痛, 眼泪自出, 身体颤抖严重的, 这一定是有伏饮。

9. 患者饮水过多, 必定突发气喘胀满。如果吃得少而饮水过多, 水易停于心下脘腹, 严重的会出现心悸, 病情较轻时见呼吸气短。

10. 如果患者较瘦, 见脐下悸动, 口吐涎沫, 并头目眩晕, 这是水饮停于中、下焦, 清阳不能上达, 浊阴不能下降的缘故, 可以用五苓散治疗。

平痈肿肠痈金疮侵淫脉证第十六

本篇讨论痈肿、肠痈、金疮、侵淫疮诸病的脉证及治疗。

原文

1. 脉数,身无热,内有痈也(一云:腹无积聚,身体无热,脉数,此为肠有脓),薏苡附子败酱汤主之。

2. 诸浮数脉,应当发热,而反洒淅恶寒,若有痛处,当发其痈。

3. 脉微而迟,必发热,弱而数,为振寒,当发其痈。

4. 脉浮而数,身体无热,其形嘿嘿,胸中微躁(一作胃中微燥),不知痛之所在,此人当发痈肿。

5. 脉滑而数,数则为热,滑则为实,滑则主荣,数则主卫,荣卫相逢,则结为痈。热之所过,则为脓也。

6. 师曰:诸痈肿,欲知有脓与无脓,以手掩肿上,热者为有脓,不热者为无脓。

解析

1. 患者脉数,不发热,这是因为肠内有痈肿的缘故,可用薏苡附子败酱汤治疗。

2. 凡见脉象浮数的,多见于表证,都应有发热恶寒等症状,如果见怕冷,就像冷水浇在身上一样,身体有局部疼痛,则应考虑有痈肿。

3.脉微而迟,患者必发热;脉弱而数,则会恶寒冷战,会发生痈肿。

4.如果见脉浮而数,无发热,默默少言,胸中微躁,不知痛之具体所在的,是要发生痈肿。

5.见脉滑而数,数主热,滑主实;或滑主营,数主卫,营于脉中,卫行脉外,荣卫不循常道则发痈,当内热甚时,则会成脓。

6.师说:痈肿,如果想知道有没有成脓,可用手按在痈肿上,感觉热的为有脓,不热的为无脓。

卷 九

平妊娠分别男女将产诸证第一

本篇论述妊娠脉象及胎儿性别的鉴别方法以及临产脉证（鉴别性别仅为可能性相对较大，并不绝对）。

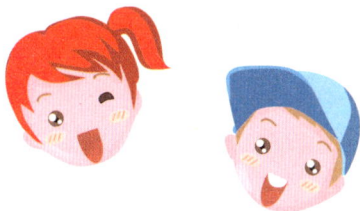

原文

1.脉平而虚者，乳子法也。经云：阴搏阳别，谓之有子。此是血气和调，阳施阴化也。诊其手少阴脉动甚者，妊子也。少阴，心脉也，心主血脉。又肾名胞门子户，尺中肾脉也。尺中之脉，按之不绝，法妊娠也。三部脉沉浮正等，按之无绝者，有娠也。妊娠初时，寸微小，呼吸五至。三月而尺数也。脉滑疾，重以手按之散者，胎已三月也。脉重手按之不散，但疾不滑者，五月也。妇人妊娠四月，欲知男女法，左疾为男，右疾为女，俱疾为生二子。

2.又法：得太阴脉为男，得太阳脉为女。太阴脉沉，太阳脉浮。

3.又法：左手沉实为男，右手浮大为女。左右手俱沉实，猥生二男；左右手俱浮大，猥生二女。

4.又法：尺脉左偏大为男，右偏大为女，左右俱大产二子。大者如实状。

5.又法：左右尺俱浮，为产二男，不尔则女作男生。左右尺俱沉，为产二女，不尔则男作女生也。

解析

1.脉平而虚，是哺乳期的脉象。《内经》说：对于妊娠的脉象有三，一为尺脉滑于寸脉的，是妊娠脉象，这是气血调和，阳有所施，阴有所化的原因。二为少阴脉动甚，因为手少阴是心脉，心主血脉，寸口脉动甚，是妊娠脉象，足少阴是肾经，尺部是肾的脉位，尺部脉动甚，是妊娠脉象。三如果左右寸关尺三部脉象浮取沉取均相同等的，是妊娠的脉象。妊娠初期，见寸脉较小，尺脉按之不绝，一呼一吸五至；妊娠三个月，见尺脉较数，脉象滑利，重按而散；妊娠五个月，脉重按不散，脉象只疾不滑。妊娠四个月时，辨别胎儿性别的方法是：左手寸口脉疾为男，右手寸口脉疾为女，双手寸口脉都疾为双胞胎。

2.又法：太阴脉即右手关脉沉实的为男，太阳脉即左手尺脉浮的为女。

3.又法：左手寸口脉沉实的为男，右手寸口脉浮大的为女。两手寸口脉都沉实的，为怀双男胎。两手寸口脉都浮大的，为怀双女胎。

4. 又法：左手尺脉偏实大的为男，右尺脉偏实大的为女，双手尺脉都实大的为双胎。

5. 又法：双手尺脉都浮的为生二男；双手尺脉都沉的为生二女。

平妊娠胎动血分水分吐下腹痛证第二

本篇论述妊娠期间发生的诸病。

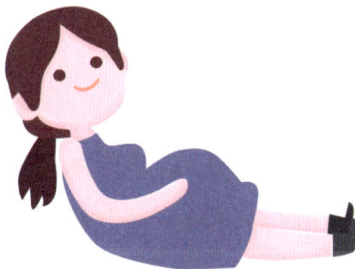

原文

1. 妇人怀胎，一月之时，足厥阴脉养；二月，足少阳脉养；三月，手心主脉养；四月，手少阳脉养；五月，足太阴脉养；六月，足阳明脉养；七月，手太阴脉养；八月，手阳明脉养；九月，足少阴脉养；十月，足太阳脉养。诸阴阳各养三十日活儿。手太阳，少阴不养者，下主月水，上为乳汁，活儿养母。怀娠者不可灸刺其经，必堕胎。

2. 妇人怀娠三月而渴，其脉反迟者，欲为水分。复腹痛者，必堕胎。

3. 脉浮汗出者，必闭。其脉数者，必发痈脓。五月、六月脉数者，必向坏。脉紧者，必胞漏。脉迟者，必腹满而喘。脉浮者，必水坏为肿。

4. 问曰：有一妇人，年二十所，其脉浮数，发热呕咳，时下利，不欲食，脉复浮，经水绝，何也？师曰：法当有娠。何以故？此虚家法当微弱，而反浮数，此为戴阳。阴阳和合，法当妊娠。到立秋，热当自去。何以知然？数则为热，热者是火，火是木之子，死于未。未为六月位，土王，火休废，阴气生，秋节气至，火气当罢，热自除去，其病即愈。

5. 师曰：乳后三月有所见，后三月来，脉无所见，此便是躯。有儿者护之，恐病利也。何以故？怀妊阳气内养，乳中虚冷，故令儿利。

6. 妇人怀娠，六月、七月，脉弦发热，其胎逾腹，腹痛恶寒，寒者小腹如扇之状。所以然者，子脏开故也。当以附子汤温其脏。

7. 妇人妊娠七月，脉实大牢强者，生；沉细者，死。

8. 妇人妊娠八月，脉实大牢强弦紧者，生；沉细者，死。

9. 妇人怀躯六月、七月，暴下斗余水，其胎必倚而堕。此非时，孤浆预下故也。

解析

1.妇人怀胎十月中，第一个月，足厥阴肝经养胎；第二个月，足少阳胆经养胎；第三个月，手厥阴心包经养胎；第四个月，手少阳三焦经养胎；第五个月，足太阴脾经养胎；第六个月，足阳明胃经养胎；第七个月，手太阴肺经养胎；第八个月，手阳明大肠经养胎；第九个月，足少阴肾经养胎；第十个月，足太阳膀胱经养胎。这些阴、阳脉每一条都需要养足三十天，就能保证婴儿的存活。手太阳小肠经与手少阴心经没有起到养胎的作用，二经上要发育乳房，分泌乳汁，下要固摄月经；且妊娠期间，不可针刺、艾灸其当月养胎的经脉，否则便会导致流产。

2.妇人妊娠三个月，见口渴，脉象反迟，这是即将发生水分病的前兆。如果伴有腹痛，胞络阻滞，气血运行不畅日久的，必损伤胎儿，发展为流产。

3.孕妇，脉浮，汗出的，是热邪内蕴的征象。如果脉象数，必然会发为痈脓。怀孕五六个月的，出现数脉，病情会向不好的方向发展。见脉紧的，必出现先兆流产。见脉迟的，必出现腹部胀满，喘气困难。见脉浮的，会发生四肢、面部、全身浮肿，即子肿病。

4.问：有一妇人，二十岁左右，诊脉浮数，伴有发热，呕吐，咳嗽，腹泻，没有食欲的，又见脉浮，月经停闭，这是为什么呢？答：此妇人应该是妊娠阶段。为什么这样说呢？因为此人身体素虚，脉应微弱，反而见浮数脉，这是由于假阳上浮。阴阳调和，理应有孕。到了立秋，热会自然消退，因为脉数主热，热盛成火，火为木之子，六月属未，为土位，火到未时就自然消退，土旺时，火已退，阴气生，到了立秋，火热之气应当消逝，热退则病自然痊愈。

5.师说：如果产妇哺乳三个月后出现妊娠脉，再过三个月此脉

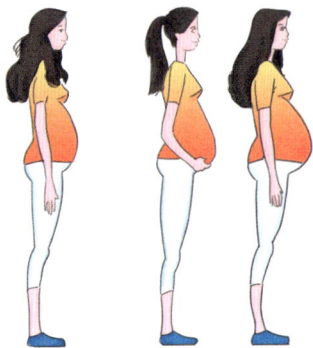

象又消失的，这就是怀孕了。这时候应该注意爱护婴儿，当心婴儿患腹泻病。这是因为怀孕以后，阳气于内养胎儿，乳汁会虚冷，易导致婴儿腹泻。

6.妇人怀孕六七个月，出现脉弦，发热，腹胀加重，怕冷，甚至感觉小肚子像被扇子扇风一样寒冷，这是子宫闭合的缘故，应当用附子汤温暖子宫。

7.妊娠七个月，脉象实大而牢，脉力强的，是胎儿有生机之象，如果脉沉细，是胎儿无生机之象。

8.妊娠八个月，脉象实大而牢，脉力强而弦紧的，是胎儿有生机的表现；如果脉象沉细，是胎儿无生机的表现。

9.妇人怀孕六七个月的时候，突然从阴部流出很多羊水，胎儿必然随之而流出。这是因为在不正常的时间，出现了羊水破水的情况。

平产后诸病郁冒中风发热烦呕下利证第三

本篇论述妇人产后诸病。

原文

1.妇人产得风，续之数十日不解，头微痛，恶寒，时时有热，心下坚，干呕，汗出，虽久，阳旦证续在，可与阳旦，方在《伤寒》

中，桂枝是也。

2.妇人产后，中风发热，面正赤，喘而头痛，竹叶汤主之。

3.妇人产后，腹中疗痛，可与当归羊肉汤。

4.师曰：产妇腹痛，烦满不得卧，法当枳实芍药散主之。假令不愈者，此为腹中有干血著脐下，与下瘀血汤。

5.妇人产后七八日，无太阳证，少腹坚痛，此恶露不尽，不大便四五日，趺阳脉微实，再倍其人发热，日晡所烦躁者，不能食，谵语，利之则愈，宜承气汤。以热在里，结在膀胱也。方在《伤寒》中。

6.妇人产中虚，烦乱呕逆，安中益气，竹皮大丸主之。

7.妇人热利，重下，新产虚极，白头翁加甘草汤主之（《千金方》又加阿胶）。

解析

1.妇人生产后又感风邪，病情持续数十天不愈，见轻微头痛，怕冷，发热，心下痞闷，干呕，汗出，症状以表证为主，可见虽病时较长，但仍停留在太阳中风证，治疗仍可用桂枝汤调和营卫。

2.妇人生产后气血不足，感受风邪，见发热，面色红，气喘，头痛，用竹叶汤疏风解表。

3.妇人生产后，腹中绵绵作痛，治疗应用当归生姜羊肉汤温中补虚。

4.师说：妇人产后出现腹部疼痛，心烦，胸满不能安卧，当用枳实芍药汤散结化瘀。如果服用后仍不愈的，是腹中有瘀血停滞脐下所致，宜用下瘀血汤治疗。

5. 妇人产后已经七八天，没有太阳表证出现，见小腹坚硬疼痛，这是恶露未尽，瘀血停滞的原因。如果见大便不通四五天，跌阳脉实而有力，患者见发热，每到下午 3 ~ 5 点烦躁，不欲饮食，谵语，这是邪热停滞于膀胱所致，可用攻下法治疗，当选用承气汤。

6. 妇人生产后，哺乳期间见虚热，心情烦乱，干呕，当用竹皮大丸安中益气。

7. 妇人生产后，气血不足时见腹泻下利，可用白头翁加甘草汤治疗。

平带下绝产无子亡血居经证第四

本篇论述妇女生殖系统疾病。

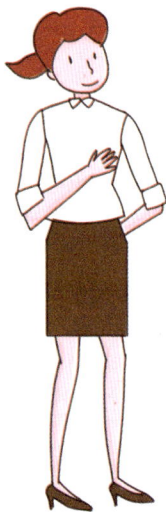

原文

1. 师曰：妇人带下、六极之病，脉浮则为肠鸣腹满；紧则为腹中痛；数则为阴中痒；洪则生疮；弦则阴疼掣痛。

2. 师曰：带下有三门：一曰胞门，二曰龙门，三曰玉门。已产属胞门，未产属龙门，未嫁女属玉门。

3. 问曰：未出门女有三病，何谓也？师曰：

一病者，经水初下，阴中热，或有当风，或有扇者。二病者，或有以寒水洗之。三病者，或见丹下，惊怖得病。属带下。

4.师曰：妇人带下，九实中事。假令得鼠乳之病，剧易。当剧有期，当庚辛为期。余皆仿此。

5.问曰：有一妇人，年五十所，病但苦背痛，时时腹中痛，少食多厌，喜膜胀。其脉阳微，关尺小紧，形脉不相应，愿知所说？师曰：当问病者饮食何如。假令病者言：我不欲饮食，闻谷气臭者，病为在上焦；假令病者言：我少多为欲食，不食亦可，病为在中焦；假令病者言：我自饮食如故，病为在下焦，为病属带下。当以带下治之。

6.妇人带下，经水不利，少腹满痛，经一月再见，土瓜根散主之。

7.妇人带下，脉浮，恶寒，漏下者，不治。

解析

1.师说：妇人患妇科疾病，属六极病的范畴。如果见脉浮则为卫分病，可见腹部胀满，肠鸣；脉象紧主寒，可见腹部疼痛；脉象数主热，见阴道瘙痒；脉洪主生疮；，脉弦主肝郁，见阴部牵引疼痛。

2.师说：子宫口在女子的各个时期有不同的称呼，一为胞门，二为龙门，三为玉门。已生产过的叫胞门，未生育过的叫龙门，未出嫁的叫玉门。

3.问：未出嫁的女子有三种病是什么呢？师答：一为月经初

潮时，自觉阴中热的，可能是因为感受风邪或用扇子扇风受凉所致；二为月经来潮时，用冷水洗浴所致的；三为受到惊吓所导致的阴部流出浅红色的液体。这三种都属于带下病的范畴。

4. 师说：妇人带下病，是属妇人九种实证范围的。如果得了鼠乳病，可见皮肤上生出小疣赘，并容易满布肌肤，多为风邪搏于肌肤或肝虚所致，病情常在庚辛日加重。其余病证也以此类推。

5. 问：有一五十岁左右妇人，发病时觉得背部、腹部常疼痛不欲饮食，容易腹胀，可见寸口脉微弱，关、尺部脉小紧，症状与脉象不相符合，这是什么原因？师说：注意问诊饮食情况，如果患者不欲饮食，甚至厌食，闻到饭的味道感觉臭，这是病在上焦；如果患者对食物的态度可有可无，并不止于厌食的，这是病在中焦；如果患者饮食正常的，这是病在下焦，属于带下病，按治疗带下病的方法治疗。

6. 妇人带下病，月经不调，小腹胀满疼痛，月经一个月来两次的，用土瓜根散主治。

7. 妇人带下病，见脉浮，恶寒，崩漏的，属不治之症。

平郁冒五崩漏下经闭不利腹中诸病证第五

本篇论述郁冒、崩漏、闭经以及失治误治等病的脉证、治疗。

原文

1. 问曰：妇人病经水适下，而发其汗，则郁冒不知人，何也？师曰：经水下，故为里虚，而发其汗，为表复虚，此为表里俱虚，故令郁冒也。

2.问曰：五崩何等类？师曰：白崩者形如涕，赤崩者形如绛津，黄崩者形如烂瓜，青崩者形如蓝色，黑崩者形如衃血也。

3.师曰：有一妇人来，脉反得微涩，法当吐，若下利，而言不，因言夫人年几何？夫人年七七四十九，经水当断，反至今不止，以故致此虚也。

4.寸口脉弦而大，弦则为减，大则为芤，减则为寒，芤则为虚，寒虚相搏，脉则为革，妇人则半产、漏下，旋覆花汤主之。

5.妇人陷经漏下，黑不解，胶姜汤主之。

6.妇人经水不利，抵当汤主之。在《伤寒》中。

7.妇人经水闭不利，脏坚癖不止，中有干血。下白物，矾石丸主之。

解析

1.问：妇人得病，月经正常，如果误用发汗法，出现头目眩晕，这是因为什么呢？答：月经来潮，妇人已呈里虚之貌，又误发其汗，致使表里俱虚，故发生郁冒。

2.问：五色崩如何区别？答：白崩，是阴部流出鼻涕样的液体；赤崩，是阴部流出深红色的液体；黄崩，是阴部流出烂瓜样的液体；青崩，是阴部流出蓝色样的液体；黑崩，是阴部流出凝结的死血。

3.老师说：有一个妇人来看诊，脉诊见微涩，应当有呕吐，或者腹泻的症状，她却说都没有，因此问年纪，是四十九岁，这时应该绝经了，可是反而有月经来潮，因此才有微涩的气血俱虚的脉象出现。

4.寸口脉弦而大，弦主气血虚弱，气血虚弱兼见浮大脉的，为芤脉，气血虚衰为寒证，芤脉主虚证，虚寒结合，称为革脉，在小产或漏下病时都可见此脉象，可以用旋覆花汤治疗。

5.妇人因出血淋漓不尽，且血呈黑色不能停止的，用胶姜汤治疗。

6.妇人月经淋漓不断，或是月经量少的瘀血壅滞病，用抵当汤治疗。

7.妇人月经不来或经行不畅的，是子宫内有凝结的瘀血不散，湿热内生而排出白带的，用矾石丸治疗。

平咽中如有炙脔喜悲热入血室腹满证第六

本篇论述妇人咽中如有炙脔、脏燥、热入血室、少腹满诸病方证与治疗。

原文

1.妇人咽中如有炙脔状，半夏厚朴汤主之。

2.妇人脏躁，喜悲伤，欲哭，象如神灵所作，数欠，甘草小麦汤主之。

3.妇人中风，发热恶寒，经水适来，得之七八日，热除，脉迟身凉，胸胁下满如结胸状，其人谵语，此为热入血室，当刺期门，随其虚实而取之。

4.妇人中风七八日，续有寒热，发作有时，经水适断者，此为热入血室，其血必结，故使如疟状，发作有时，小柴胡汤主之。方在《伤寒》中。

5.妇人伤寒发热，经水适来，昼日了了，暮则谵语，如见鬼状，此为热入血室，无犯胃气，若上二焦，必当自愈（二字疑）。

6.阳明病，下血而谵语，此为热入血室，但头汗出者，当刺期门，随其实而写之，濈然汗出者则愈。

7.妇人少腹满如敦敦状（《要略》云满而热），小便微难而不渴，生后（生后疑）者，此为水与血并，结在血室，大黄甘遂汤主之。

解析

1.妇人自觉喉中像有肉块一样阻塞，吐不出咽不下的，是梅核气，用半夏厚朴汤主治。

2.妇人患脏躁病，悲伤爱哭，精神失常，好像有鬼神在作怪一样，总是打哈欠，伸懒腰，用甘麦大枣汤主治。

3.妇人感受风邪，发热恶寒，又遇到月经来潮，七八天后热退，出现迟脉，身体凉快，胸胁胀满，像结胸证一样，并有胡言乱语，这是热入血室的缘故，治疗可以针刺期门穴以泻肝胆之热。

4.妇人患太阳中风病七八天，有发热恶寒的症状，且发作时间有一定的规律,此时正好月经停止,是热入血室的缘故,邪热与血相搏结,因此发作有时,可用小柴胡汤治疗。

5. 妇人外感寒邪而发热,又遇到经期,见白天神志清楚,入夜则神昏谵语,精神失常,好像见到鬼神一样,这是热入血室的缘故。在治疗时注意不要损伤胃气和上焦中焦,病可以自愈。

6. 阳明病,出现下血谵语的,是热入血室的缘故。如果只有头汗出,治疗时应该刺期门穴泻肝胆实热,使全身微汗出,病就能自愈。

7. 妇人小腹胀满聚集高高隆起,小便微微困难,而口不渴的,如果症状出现在生产之后,是水与血壅结在子宫的缘故,可以用大黄甘遂汤治疗。

平阴中寒转胞阴吹阴生疮脱下证第七

本篇论述妇人阴中寒、转胞、阴吹、阴中生疮、阴挺、痔疮诸病的治疗。

原文

1. 妇人阴寒,温中坐药,蛇床子散主之。

2. 妇人著坐药,强下其经,目眶为痛,足跟难以践地,心中状如悬。

3. 问曰:有一妇人病,饮食如故,烦热不得卧,而反倚息者,何也?师曰:得病转胞,不得溺也。何以故?师曰:此人故肌盛,头举身满,今反羸瘦,头举中空感(一作减),胞系了戾,故致此病，但利小便则愈，宜服肾气丸，以中有茯苓故也。方在《虚劳》中。

4. 师曰：脉得浮紧，法当身躯疼痛，设不痛者，当射云何，因当射言。若肠中痛、腹中鸣、咳者，因失便，妇人得此脉者，法当阴吹。

5. 师曰：寸口脉浮而弱，浮则为虚，弱则无血，浮则短气，弱则有热，而自汗出。趺阳脉浮而涩，浮则气满，涩则有寒，喜噫吞酸。其气而下，少腹则寒。少阴脉弱而微，微则少血，弱则生风，微弱相搏，阴中恶寒，胃气下泄，吹而正喧。

6. 师曰：胃气下泄，吹而正喧，此谷气之实也，膏发导之。

解析

1. 妇人阴中受寒，应用温中的坐药蛇床子散治疗。蛇床子散可使温暖直达病所，以驱阴中之寒。

2. 妇人将丸剂或片剂塞入阴道内的治疗法，强行调整月经，会导致眼眶疼痛，脚跟不能踩地，心中空虚的症状出现。

3. 问：有一妇人，饮食正常，但心中烦乱，不能平卧，倚床喘息的，这是为什么呢？答：这是转胞病，是小便不通，膀胱扭转不顺所致。妇人素来身体很丰满健康，今形体瘦弱，头部空虚，而且胞系扭转屈曲，所以得此病。只需小便通利就能痊愈，可服用肾气丸，取其方中有茯苓健脾利水、渗湿通小便的功效。

4. 老师说：脉浮紧，身体应当疼痛。但是如果身体不疼痛，这是怎么回事呢？患者自己应该会指出哪里痛的，像肠中痛，腹鸣，咳嗽时小便失禁的,妇人见这样的脉象,应当患有阴吹病,阴吹指阴中时有排出像放屁一样的声音。

5. 老师说:寸口脉浮而弱,浮主虚,弱主血少,浮则气虚见呼吸短促,弱则血虚而内有热,所以自汗出。趺阳脉浮而涩,浮主气胀满,涩主有寒,常噫气吞酸,寒气下降,就自觉小腹寒冷。左手尺脉弱而微,微主血少,弱主生风,微弱相搏,则阴中恶寒,胃气下泄,气就从前阴出,连续作响。

6. 老师说:胃气下泄,从前阴吹出,连续作响的,这是肠中大便燥结的缘故,应当用膏发煎润肠通便。

平妇人病生死证第八

本篇讨论妇人杂病和产后热病的脉证。

1. 诊妇人漏血下赤白,日下血数升,脉急疾者,死;迟者,生。

2. 诊妇人漏下赤白不止,脉小虚滑者,生;大紧实数者,死。

3. 诊妇人新生乳子,脉沉小滑者,生;实大坚弦急者,死。

4. 诊妇人疝瘕、积聚,脉弦急者,生;虚弱小者,死。

5. 诊妇人新生乳子,因得热病,其脉悬小,四肢温者,生;寒清者,死。

6. 诊妇人生产,因中风、伤寒、热病,喘鸣而肩息,脉实大浮缓者,生;小急者,死。

7. 诊妇人生产之后,寸口脉焱疾不调者,死;沉微附骨不绝者,生。

解析

1. 妇人患漏血病，面色红白相间，有的一天下血数升之多，脉象急疾的，说明患者冲任血海不固，出血未得到有效控制，主死。脉象迟的，病情稳定，主生。

2. 妇人患漏下不止，面色红白相间，脉象小虚兼滑的，病情稳定，主生。脉象大紧实数的，出血不止，主死。

3. 新产妇，哺乳时，脉象沉小滑的，主生。脉象实大坚弦急的，主死。

4. 妇人患疝、瘕、积、聚病，脉象弦急的，主生。脉象虚弱小的，主死。

5. 新产妇，哺乳时，患热病，脉象弦小，四肢温暖的，主生。四肢冰冷的，主死。

6. 新产妇，患中风伤寒热病，见喘息、喉鸣，喘息时肩膀耸动的，如果见脉象实大浮缓的，生；脉象小而急的，死。

7. 新产妇，见寸口脉浮疾不齐的，主死。如果脉位深至骨才能诊到的，但仍连续不断，主生。

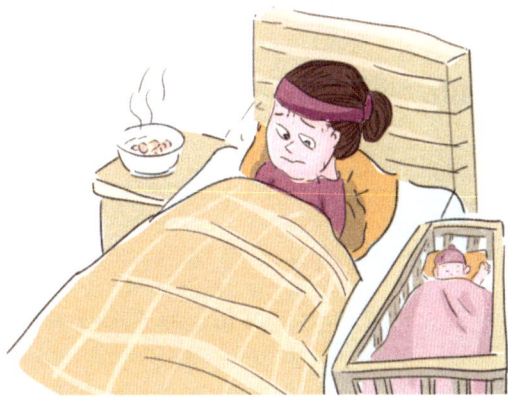

平小儿杂病证第九

本篇讨论小儿的脉象、变蒸、风痫、乳积、飧泄、凶陷的脉证。

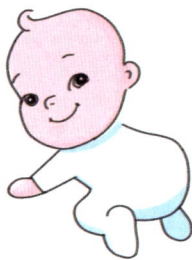

原文

1. 诊小儿脉，法多雀斗，要以三部脉为主。若紧为风痫；沉者乳不消；弦急者客忤气。

2. 小儿是其日数应变蒸之时，身热而脉乱，汗不出，不欲食，食辄吐呟者，脉乱无苦也。

3. 小儿脉沉而数者，骨间有热，欲以腹按冷清也。

4. 小儿大便赤，青瓣，飧泄，脉小，手足寒，难已；脉小，手足温，易已。

5. 小儿病困，汗出如珠，著身不流者，死。

解析

1. 小儿脉象，多呈雀啄脉，要以寸、关、尺三部总按为主。如果见脉象紧为风痫；脉象沉为不消化；脉象弦紧为小儿受惊吓所致忤气。

2. 小儿按照发育规律，到一定天数而蒸，蒸则出现身热脉乱，汗不出，不欲饮食，吃饱就会吐出来的症状，但没有其他的痛苦症状。

3. 小儿脉沉而数，是骨间有热，喜欢腹部按压冷冻之物。

4. 小儿大便呈赤青色，中焦之血与糟粕食物并下，且有不消化的食物，如果见脉小，是胃肠虚弱，津液不足，不能濡养脉中；气血不足不能温通四肢，见手足冷，不易治疗。如果见手足温，是气血已通，虽然脉小，但容易恢复。

5. 小儿病严重，汗出如珠的，黏腻不易流下，是阴阳绝离之象，阳气将脱，为亡阳，主死。

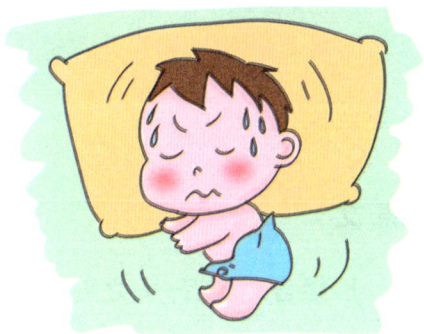

卷 十

手检图三十一部

本篇讨论如何从气口九道诊十二经脉、奇经八脉形证、五脏之脉以及十四脉主病。

原文

1. 经言：肺者，人之五脏华盖也，上以应天，解理万物，主行精气，法五行、四时，知五味。寸口之中，阴阳交会，中有五部。前后左右，各有所主，上下中央，分为九道。浮沉结散，知邪所在，其道奈何？岐伯曰：脉大而弱者，气实血虚也；脉大而长者，病在下候；浮直上下交通者，阳脉也。坚在肾，急在肝，实在肺。前如外者，足太阳也；中央如外者，足阳明也；后如外者，足少阳也。中央直前者，手少阴也；中央直中者，手心主也；中央直后者，手太阴也。前如内者，足厥阴也；中央如内者，足太阴也；后如内者，足少阴也。前部左右弹者，阳跷也；中部左右弹者，带脉也；后部左右弹者，阴跷也。从少阳之厥阴者，阴维也；从少阴之太阳者，阳维也。来大时小者，阴络也；来小时大者，阳络也。

2. 前如外者，足太阳也。动，苦头项腰痛，浮为风，涩为寒热，紧为宿食。

3. 前如外者，足太阳也。动，苦目眩，头颈项腰背强痛也。男子阴下湿，女子月水不利，少腹痛，引命门、阴中痛，子脏闭，浮为风，涩为寒血，滑为劳热，紧为宿食，针入九分，却至六分。

4. 中央如外者，足阳明也。动，苦头痛，面赤，微滑，苦大便不利，肠鸣，不能食，足胫痹。

5. 中央如外者，足阳明也。动，苦头痛，面赤热，浮微滑，苦大便不利，喜气满。滑者为饮，涩为嗜卧，肠鸣不能食，足胻痹。针入九分，却至六分。

6. 后如外者，足少阳也。动，苦腰背胻股肢节痛。

7. 后如外者，足少阳也。浮为气涩，涩为风血，急为转筋，弦为劳。针入九分，却至六分。

上足三阳脉。

8. 前如内者，足厥阴也。动，苦少腹痛，月经不利，子脏闭。

9. 前如内者，足厥阴也。动，苦少腹痛与腰相连，大便不利，小便难，茎中痛，女子月水不利，阴中寒，子门壅绝内，少腹急；男子疝气，两丸上入，淋也。针入六分，却至三分。

10. 中央如内者，足太阴也。动，苦胃中痛，食不下，咳唾有血，足胫寒，少气，身重，从腰上状如居水中。

11. 中央如内者，足太阴也。动，苦腹满，上管有寒，食不下，病以饮食得之。沉涩者，苦身重，四肢不动，食不化，烦满，不能卧，足胫痛，苦寒，时咳血，泄利黄。针入六分，却至三分。

12. 后如内者，足少阴也。动，苦少腹痛，与心相引背痛，淋。从高堕下，伤于内，小便血。

13. 后如内者，足少阴也。动，苦小腹痛，与心相引背痛，淋。从高堕下，伤于尻内，便血里急，月水来，上抢心，胸胁满拘急，股里急也。针入六分，却至三分。

上足三阴脉。

14. 前部左右弹者，阳跷也。动，苦腰背痛，微涩为风痹。取阳跷。

15. 前部左右弹者，阳跷也。动，苦腰痛，癫痫，恶风，偏枯，僵仆羊鸣，痹皮肤，身体强（一作淫）痹。直取阳跷，在外踝上三寸，直绝骨是。

16. 中部左右弹者，带脉也。动，苦少腹痛引命门，女子月水不来，绝继复下止，阴辟寒，令人无子，男子苦少腹拘急，或失精也。

17. 后部左右弹者，阴跷也。动，苦癫痫，寒热，皮肤强（一作淫）痹。

18. 后部左右弹者，阴跷也。动，苦少腹痛，里急，腰及髋窌下相连，阴中痛，男子阴疝，女子漏下不止。

上阳跷阴跷带脉。

19.中央直前者，手少阴也。动，苦心痛；微坚，腹胁急；实坚者，为感忤；纯虚者，为下利，肠鸣；滑者，为有娠，女子阴中痒痛，痛出玉门上一分前。

20.中央直中者，手心主也。动，苦心痛，面赤，食苦，咽多喜怒；微浮者，苦悲伤，恍惚不乐也；涩为心下寒；沉为恐怖，如人捕之状也，时寒热，有血气。

21.中央直后者，手太阴也。动，苦咳逆，气不得息；浮为内风；紧涩者，胸中有积热，时咳血也，有沉热。

上手三阴脉。

22.从少阴斜至太阳，是阳维也。动，苦肌肉痹痒。

23.从少阴斜至太阳，是阳维也。动，苦颠，僵仆羊鸣，手足相引，甚者失音，不能言，癫疾。直取客主人，两阳维脉，在外踝绝骨下二寸。

24.从少阳斜至厥阴，是阴维也。动，苦癫痫，僵仆羊鸣。

25.从少阳斜至厥阴，是阴维也。动，苦僵仆，失音，肌肉淫痒，痹，汗出恶风。

26.脉来暂大暂小，是阴络也（一作结）。动，苦肉痹，应时自发，身洗洗也。

27.脉来暂小暂大者，是阳络也（一作结）。动，苦皮肤痛，下部不仁，汗出而寒也。

28. 肺脉之来也，如循榆叶，曰平；如风吹毛，曰病；状如连珠者，死，期丙丁日，禺中、日中。

29. 心脉之来也，如反笄莞大，曰平；如连珠，曰病；前曲后居如带钩者，死，期壬癸日，人定、夜半。

30. 肝脉之来也，搏而弱，曰平；如张新弓弦，曰病；如鸡践地者，死，期庚辛日，晡时、日入。

31. 脾脉之来也，阿阿如缓，曰平；来如鸡举足，曰病；如鸟之啄，如水之漏者，死，期甲乙日，平旦、日出。

32. 肾脉之来也，微细以长，曰平；来如弹石，曰病；去如解索者，死，期戊己日，食时、日昳、黄昏、鸡鸣。

上平五脏脉。

33. 寸口中脉躁竟尺，关中无脉应，阳干阴也。动，苦腰背腹痛，阴中若伤，足寒。刺足太阳，少阴直绝骨，入九分，灸大阴五壮。

34. 尺中脉坚实竟关，寸口无脉应，阴干阳也。动，苦两胫腰重，少腹痛，癫疾。刺足太阴踝上三寸，针入五分，又灸太阳、阳跷，在足外踝上三寸直绝骨是也。

35. 寸口脉紧，直至鱼际下，小按之如持维竿（一作鸡毛）状，其病肠鸣，足痹痛酸，腹满，不能食。得之寒湿。刺阳维，在外踝上三寸间也，入五分。此脉出鱼（一作原）际。

36. 寸口脉沉着骨，反仰其手乃得之，此肾脉也。动，苦少腹痛，腰体酸，癫疾。刺肾俞，入七分；又刺阴维，入五分。

37. 初持寸口中脉, 如细坚状, 久按之, 大而深。动, 苦心下有寒, 胸胁苦痛, 阴中痛, 不欲近丈夫也, 此阴逆。刺期门, 入六分；又刺肾俞, 入五分, 可灸胃管七壮。

38. 初持寸口中脉, 如躁状洪大, 久按之, 细而牢坚。动, 苦腰腹相引痛, 以下至足胻重也, 不能食。刺肾俞, 入四分至五分, 亦可灸胃管七壮。

39. 尺寸俱沉, 但有关上脉, 苦寒, 心下痛。

40. 尺寸俱沉, 关上无有者, 苦心下喘。

41. 尺寸俱数, 有热；俱迟, 有寒。

42. 尺寸俱微, 厥, 血气不足, 其人少气。

43. 尺寸俱濡弱, 发热, 恶寒, 汗出（一云内温热, 手足逆冷, 汗出）。

44. 寸口沉, 胸中痛引背（一云短气）。

45. 关上沉, 心痛, 上吞酸。

46. 尺中沉, 引背痛。

47. 寸口伏, 胸中有逆气。

48. 关上伏, 有水气, 泄溏。

49. 尺中伏, 水谷不消。

50. 寸口弦, 胃中拘急（一作心下愊愊）。

51. 关上弦, 胃中有寒, 心下拘急。

52. 尺中弦, 少腹、脐下拘急。

53. 寸口紧, 头痛, 逆气。

54. 关上紧, 心下痛。

55. 尺中紧, 脐下少腹痛。

56. 寸口涩, 无阳, 少气。

57. 关上涩, 无血, 厥冷。

58. 尺中涩, 无阴, 厥冷。

59. 寸口微, 无阳, 外寒。

60. 关上微, 中实 (一作胃虚), 能食, 故里急 (一作无胃气)。

61. 尺中微, 无阴, 厥冷, 腹中拘急。

62. 寸口滑, 胸满逆。

63. 关上滑, 中实逆。

64. 尺中滑, 下利, 少气。

65. 寸口数, 即吐。

66. 关上数, 胃中有热。

67. 尺中数, 恶寒, 小便赤黄。

68. 寸口实, 即生热; 虚, 即生寒。

69. 关上实, 即痛; 虚, 即胀满。

70. 尺中实, 即小便难, 少腹牢痛; 虚, 即闭涩。

71. 寸口芤, 吐血; 微芤, 衄血。

72. 关上芤, 胃中虚。

73. 尺中芤, 下血; 微芤, 小便血。

74. 寸口浮, 其人中风, 发热、头痛。

75. 关上浮, 腹痛, 心下满。

76. 尺中浮, 小便难。

77. 寸口迟, 上焦有寒。

78. 关上迟, 胃有寒。

79. 尺中迟, 下焦有寒, 背痛。

80. 寸口濡, 阳弱, 自汗出。

81. 关上濡, 下重。

82. 尺中濡, 少血, 发热, 恶寒。

83. 寸弱, 阳气少。

84. 关弱, 无胃气。

85. 尺弱, 少血。

上杂言三部二十四种脉。

解 析

1.《内经》说: 肺高于其他脏腑, 是五脏中的华盖。在上像天一样治理万物, 主司人体的气血津液, 使精气运行, 法如五行四季的生长收藏规律, 辨识五味。寸口是阴阳交会之处, 有前、后、左、右、中五个部分。前、后、左、右各有所主, 再与上、下、中三部相乘, 成为前外、中外、后外、中前、中中、中后、前内、中内、后内九个脉络, 从脉络的浮、沉、结、散就能判断病邪所在, 这是为什么呢? 岐伯答: 脉大而弱的，主气实血虚。脉大而长的，主下部病。切脉时脉搏流利通畅，为阳脉。如果阳脉坚硬的，是病在肾；按之弦急的，是病在肝；按之实的，是病在肺。以寸部脉为中心，寸脉靠外侧是足太阳膀胱经；关脉靠外侧是足阳明胃经；尺脉靠外侧是足少阳胆经。寸脉的正中靠前主手少阴心经；寸脉正中间正当关脉处，主手厥阴心包经；寸脉正中靠后处，主手太阴心脉；尺部的正中主手太阴肺经；寸脉内侧主足厥阴肝经；关脉内侧主足太阴脾经，尺脉内侧主足少阴肾经。寸部脉两侧均弹手是主阳跷脉；关部脉两侧均弹手是主带脉；尺脉两侧均弹手是主阴跷脉。由尺脉外侧即足少阳胆经斜往寸部内侧即足厥阴肝经处主阴维脉，从尺部内侧即足少阴肾经斜向寸部外侧即足太阳膀胱经是阳维脉。脉来时大，忽而变小的，是主阴络脉；脉来时小，忽而变大，是主阳络脉。

2. 寸脉外侧，主足太阳膀胱经。该经脉循行路径上可发生的病证有，头项及腰部疼痛，见浮脉，主风疾；见涩脉，主寒热；见紧脉，主消化不良、宿食不化。

3. 寸脉外侧，主足太阳膀胱经。该经脉循行路径上可发生的病证有，头晕目眩，头、颈项、腰背部疼痛。男子阴部潮湿，女子月经不调，小腹痛牵引至命门穴和下阴。见浮脉，主风疾；见涩脉，主寒凝血滞；见滑脉，主虚劳发热；见紧脉，主消化不良、宿食不化。以上病证用针刺法，针至九分，退至六分。

4. 关脉外部，主足阳明胃经。该经脉循行路径上可发生的病证有，头痛、面红。见脉微滑，主大便不畅，肠鸣、不欲饮食，下肢痹痛。

5. 关脉外部，主足阳明胃经。该经脉循行路径上可发生的病证有，头痛，面红且发热，见脉浮而微滑，主便秘，腹满。见滑脉，主痰饮病；见涩脉，主嗜卧，肠鸣，厌食，小腿痹痛。用针刺治疗，针至九

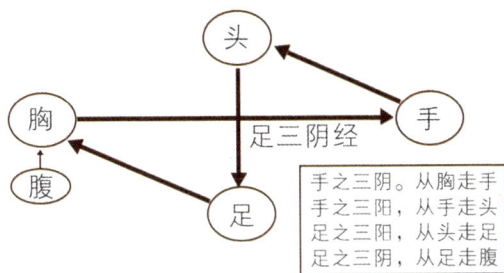

头
胸
腹
手
足
足三阴经

手之三阴。从胸走手
手之三阳，从手走头
足之三阳，从头走足
足之三阴，从足走腹

分，退至六分。

6.尺脉外侧，主足少阳胆经，该经脉循行路径上可发生的病证有，腰、背、大腿、股部以及四肢关节疼痛。

7.尺脉外侧，主足少阳胆经，见脉浮，主气不顺；脉涩，主风病、血病；见脉急，主转筋；见脉弦，主劳病。用针刺治疗，进九分退至六分。

以上是论述足三阳脉。

8.寸脉内侧，主足厥阴肝经。该经脉循行路径上可发生的病证有，小腹疼痛，月经不调，子宫不通。

9.寸脉内侧，主足厥阴肝经。该经脉循行路径上可发生的病证有，小腹疼痛牵引至腰部，大便不畅，小便难出，尿道疼痛，女子见月经减少，下阴寒冷，子宫口不通，小腹拘急；男子见疝气，睾丸向上收缩，小便频急伴有排尿疼痛。用针刺治疗，进针六分退至三分。

10.关脉内侧，主足太阴脾经。该经脉循行路径上可发生的病证有，胃痛，厌食，咳嗽咳痰，痰中带血，小腿冰冷，气短，身重，腰、腰部往上像浸在水中一样。

11.关脉内侧，主足太阴脾经。该经脉循行路径上可发生的病证有，腹满，上脘部寒冷，厌食，皆因饮食不节而起。见脉沉涩，则身重，四肢不愿活动，饮食不消化，心中烦闷不得安卧，小腿疼痛，寒冷，常咳血，大便泻下色黄。用针刺治疗，进针六分，退至三分。

12.尺脉内侧，主足少阴肾经。该经脉循行路径上可发生的病证有，小腹痛，牵引心窝及背部疼痛，小便急且排尿痛。如果患者有从高处坠下的病史，要考虑有内伤，尿血。

13.尺脉内侧，主足少阴肾经。该经脉循行路径上可发生的病证有，小腹痛牵引心窝及背部疼痛，小便急且排尿痛，如果患者有从高处坠下的病史，要考虑屁股受伤，常见有便血，里急后重的症状。妇女月经来潮，气上冲心，胸胁胀满拘急，大腿筋脉拘急疼痛。可用针刺治疗，进针六分，退至三分。

以上是论述足三阴经脉。

14.寸部脉两侧均弹手，是主阳跷脉。该经脉循行路径上可发生的病证有，腰背疼痛。脉微涩，则为风痛，治疗可取阳跷脉。

15.寸部脉两侧均弹手，是主阳跷脉。该经脉循行路径上可发生的病证有，腰背疼痛，癫痫，怕风，半身不遂，跌倒昏扑，口中如羊叫，身体麻痹无知觉，皮肤身体强硬而痹。可取阳跷脉的郗穴跗阳穴治疗，穴位位于外踝上三寸，与绝骨穴平行。

16.关部脉两侧均弹手，主带脉。该经脉循行路径上可发生的病证有，小腹疼痛牵引命门，女子月经闭经，或有经断后又复来，阴部寒冷，人不能受孕，男子小腹拘急，遗精。

17.尺脉两侧均弹手，主阴跷脉。该经脉循行路径上可发生的病证有，癫痫，恶寒发热，皮肤麻痹。

18.尺脉两侧均弹手，主阴跷脉。该经脉循行路径上可发生的病证有，小腹疼痛拘急，腰及盆骨向下牵引阴部疼痛，男子患疝气，女子月经漏血不止。

以上是论述阴跷阳跷带脉。

19. 寸脉的正中靠前，主手少阴心经。该经脉循行路径上可发生的病证有，心胸疼痛，按之微硬，腹部胁肋部拘急疼痛。见脉实而有力，是心中有不畅之事；见脉虚，则腹泻，大便稀薄，肠鸣；见脉滑，为怀孕之征，或女子阴中痛痒，且延伸至阴道口上一分左右的部位。

20. 寸脉正中间正当关脉处，主手厥阴心包经。该经脉循行路径上可发生的病证有，心痛，面红，口苦，口水多，易怒。见脉浮，则悲伤，神志恍惚，闷闷不乐；见脉涩，则心下寒冷；见脉沉，则惊恐，像被人追捕样。如果有时恶寒发热，则气血尚未衰弱。

21. 寸部正中靠后处，主手太阴肺经。该经脉循行路径上可发生的病证有，咳嗽，气喘逆气。见脉浮，则内风；见脉紧涩，为热壅于胸中；时有咳血的，是热邪内伏于里所致。

以上是论述三阴脉。

22. 从尺部内侧即足少阴肾经斜向寸部外侧即足太阳膀胱经是阳维脉。该经脉循行路径上可发生的病证有肌肉麻痹痒痛。

23. 从尺部内侧即足少阴肾经斜向寸部外侧即足太阳膀胱经是阳维脉。该经脉循行路径上可发生的病证有，身体僵硬，跌倒昏扑，口中如羊叫，手脚痉挛，甚至不能发出声音，不能言语，这就是癫疾。癫痫的治疗可取客主人穴，或两侧阳维脉的穴位，定位在两侧外踝绝骨下二寸。

24. 由尺脉外侧即足少阳胆经斜往寸部内侧即足厥阴肝经处主阴维脉。该经脉循行路径上可发生的病证有，癫痫，身体僵直昏扑，

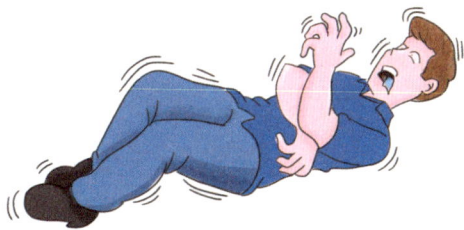

口中发出如羊叫。

25. 由尺脉外侧即足少阳胆经斜往寸部内侧即足厥阴肝经处主阴维脉。该经脉循行路径上可发生的病证有，身体僵硬跌倒，甚至失音，肌肉麻痹瘁痛，汗出恶风。

26. 脉来时大，忽而变小的，是主阴络脉。该经脉循行路径上可发生的病证有，肌肉痹痛，逢阴雨天发作，身上像浇了冷水一样寒冷。

27. 脉来时小，忽而变大，是主阳络脉。该经脉循行路径上可发生的病证有，皮肤疼痛，身体下部麻木不仁，汗出而恶寒。

以上是阳维阴维阳络阴络脉。

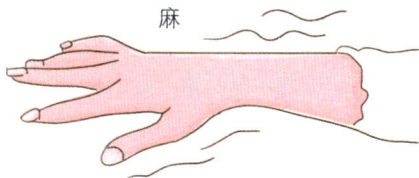

麻

28. 肺脉的正常脉象，像抚摸榆叶一样，轻浮和缓，不快不慢。如果见脉象飘忽不定，散动无根，像被风吹动的羽毛，为肺的病脉。如果脉象如一颗颗连续流过的珠子，为肺的死脉。死期是丙丁之日的巳时与午时。（巳时：北京时间09时至11时，午时：北京时间11时至13时）

29. 心脉的正常脉象，轻取大而软。如果脉来像连续流过的珠子，连续不断，为心的病脉。如果脉象轻取不柔，重取牢而不动，像衣袋之钩一样没有冲和的感觉，这是心的死脉，死期为壬癸之日的亥时与子时。（亥时：北京时间21时至23时，子时：北京时间23时至01时）

30. 肝脉的正常脉象是应指柔软的。如果脉来强劲有力，像新打开的弓弦，不柔和的，是肝的病脉。如果脉来如鸡踩地一样，和缓无力的，是肝的死脉，死期为庚辛之日的申时与酉时。（申时：北京时间 15 时至 17 时，酉时：北京时间 17 时至 19 时）

31. 脾脉的正常脉象是柔缓的。如果脉象像鸡举足一样急数不缓，是脾的病脉。如果脉象像乌雀啄食，止而又作，又像屋漏滴水，良久一次，间歇不定的，是脾的死脉，死期为甲乙之日的寅时与卯时。

32. 肾脉的正常脉象是微细而长。如果脉来坚实如弹石，是肾病脉。如果脉象散乱，像解索一样，是肾的死脉，死期是戊己之日的辰时、未时、戌时和丑时。

以上是论述五脏脉。

33. 寸口脉躁动及尺部，关脉不明显的，是阳气胜于阴气的脉象，见腰背痛，腹痛，或阴中伤痛，下肢寒冷。可刺足太阳、足少阴经与绝骨穴平行的穴位，针刺入九分，并灸太阴经三阴交穴五壮。

34. 尺脉坚实及关部，寸脉不明显，是阴气胜于阳气的脉象，见两腿及腰部沉重，小腹疼痛，癫痫，可刺足太阴经踝上三寸（三阴交），针刺入五分，并灸足太阳，阳跷脉，在足外踝上三寸与绝骨穴平行。（跗阳穴）

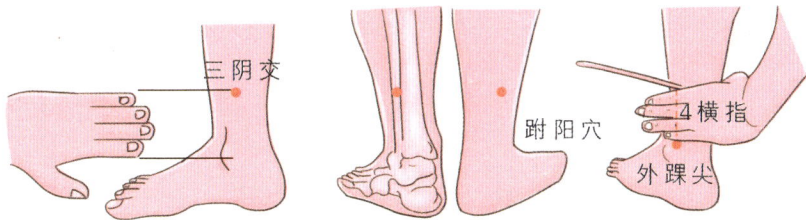

35. 寸口脉紧，直至鱼际下，轻轻按它，像握着竹竿、绳索一样紧绷，有力端长，见肠鸣，双脚酸痛，腹胀满，不能食，为感受寒湿之邪所致。针刺可取阳维脉，在外踝上三寸，针刺入五分，该脉由鱼际过来。

36.寸口脉沉，重按至骨，甚至要患者手掌向下，仰医生之手才能得，这是肾病的脉象，见小腹疼痛，腰及肢体酸楚，癫疾。可针刺肾俞穴，针刺七分。又刺阴维经脉，针刺入五分。

37.寸口部脉初按细而坚，久按大而深，可见心下寒冷，胸胁疼痛，阴中痛，不欲行房事，这是阴气上逆所致。针刺可取期门穴，针刺入六分，再刺肾俞穴五分，同时可灸胃脘七壮。

38.初按寸口脉躁急而洪大，久按则细而牢坚，可见腰腹部牵引疼痛，腰以下至小腿处沉重，不欲饮食，针刺可取肾俞穴，针刺四至五分，也可灸胃脘七壮。

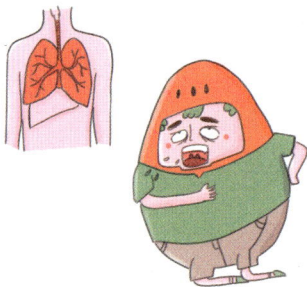

39.尺脉与寸口脉沉，但关脉浮，轻按有脉，见怕冷，心窝疼痛。

40.尺脉与寸口脉沉，关脉重按无脉者，见心下气逆，气喘。

41.尺脉与寸脉均数，有热证；寸脉与尺脉均迟，有寒证。

42.尺脉与寸脉均微，见厥冷，气血亏虚，气短。

43.尺脉与寸脉均濡弱，见发热恶寒，汗出。

44.寸脉沉，见胸部牵引疼痛至背部。

45.关脉沉，见胃脘部疼痛，嗳气吞酸。

46.尺脉沉，见背痛。

47.寸脉伏，见胸中有气上逆。

48.关脉伏，见于水气内停，水气病，大便溏泄。

49.尺脉伏，为内伤饮食，水谷不化。

50.寸脉弦，为胃脘部拘急疼痛。

51.关脉弦，是胃中有寒邪，心窝处拘急疼痛。

52. 尺脉弦，见小腹及脐下拘急疼痛。

53. 寸脉紧，为寒邪上逆而头痛，气喘。

54. 关脉紧，见心窝部痛。

55. 尺脉紧，是脐下少腹痛。

56. 寸脉涩，是阳虚证，见气短。

57. 关脉涩，是血虚，见四肢厥冷。

58. 尺脉涩，是阴精衰竭，四肢厥冷。

59. 寸脉微，是阳气衰败，怕冷。

60. 关脉微，是胃脘胀满，但饮食正常，因此可见脘腹拘急疼痛。

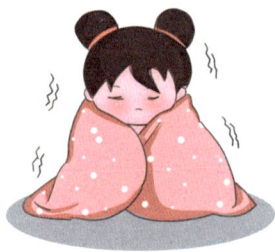

61. 尺脉微，阴经枯竭，见四肢厥冷，腹中拘急疼痛。

62. 寸脉滑，见胸中壅滞而满，气喘。

63. 关脉滑，是中焦实，见胃气上逆，呕吐。

64. 尺脉滑，见腹泻，短气。

65. 寸脉数，见呕吐。

66. 关脉数，是胃中有热。

67. 尺脉数，见发热恶寒，小便黄赤。

68. 寸脉实则生热，虚则生寒。

69. 关脉实则疼痛，虚则胀满。

70. 尺脉实，则小便难解，小腹坚痛，虚则小便闭。

71. 寸脉芤，主吐血；如果见脉微芤，主衄血。

72. 关脉芤，是胃虚。

73. 尺脉芤，为便血；如果见微芤，主尿血。

74. 寸脉浮，见于中风，发热，头痛。

75. 关脉浮,见腹痛,心窝部胀满。

76. 尺脉浮,见小便困难。

77. 寸脉迟,是上焦有寒。

78. 关脉迟,为胃有寒。

79. 尺脉迟,是下焦有寒,见背部疼痛。

80. 寸脉濡,是阳气不足,自汗出。

81. 关脉濡,可见大便在腹内急迫,欲泻下为爽,且大便至肛门,有重坠欲下不下之感。

82. 尺脉濡,为血虚,发热,恶寒。

83. 寸脉弱,是阳气不足。

84. 关脉弱,是无胃气。

85. 尺脉弱,是血虚。

以上论述了寸口三部二十四种脉的病证。